Monthly Book

Medical Rehabilitation

JN115753

　日本は世界でもトップを走る超高齢社会であり，高齢者が総人口に占める割合は28.7%（2020年9月現在）で，年々過去最高を更新しています．同じく後期高齢者の割合も14.9%と，過去最高を更新しています．私が診療を行う病院でも，心臓リハビリテーションを受ける患者さんが年々増加するとともに高齢化しています．心血管疾患は，世界的には3分の1を占める主要な死因と言われており，我が国でも死因の第2位を占め増加傾向にあります．その主な原因は虚血性心疾患と心不全ですが，急性冠症候群の近年の治療の進歩，救命率の改善により心不全患者が増加しています．急性・慢性心不全患者ともに年間約1万人ずつ増加しているという報告もありますが，心不全患者が増加し続けている状態は'心不全パンデミック'というセンセーショナルな言い方もされるほどです．このような時代に，急性期病院における心血管疾患の急性期治療から在宅までの疾病管理体制をどのように構築するかが重要な課題になってきます．

　2019年12月，中国の武漢から報告され始めた新型コロナウイルス感染症（COVID-19）は，またたく間に全世界に拡がり，1年半が経過しました．感染力の強い変異株（N501Y）を主体とする第4波は医療体制を逼迫し，予断を許さない状況が続いています（本原稿執筆時，2021年5月20日）．むしろ都心部から地方へ広がっている印象を受けます．COVID-19では心臓の負担が増し，血栓ができやすい状態になることから，急性冠症候群や心不全が増えると考えられます．現実は，COVID-19流行期に，病院を受診する急性冠症候群患者が減少するという報告が多く，病院受診をためらう患者さんが一定数存在すると思われます．入院での心臓リハビリテーションは，ゾーニングやエアロゾル発生の関係でリハビリテーションセンターの利用や心肺運動負荷試験の使用に制限が生じ，ベッドサイドでの治療を中心に行わざるを得ない病院が多く，心臓リハビリテーションの医療資源を十分に活用できていない状況が続いています．外来での心臓リハビリテーションも縮小・中止している医療機関が多く，心臓リハビリテーション医療にとっては向かい風と言わざるを得ません．

　さて，本特集「超実践！心臓リハビリテーション治療―初心者からエキスパートまで―」は，心臓リハビリテーション医療の第一線で活躍されているエキスパートにご執筆いただきました．心臓リハビリテーション医療に興味がある方，また，すでに心臓リハビリテーションに携わっているすべての医療関係者にとって，明日の臨床に生かせる実践に即した内容になっています．ポストコロナ時代にさらに需要が増すであろう，そして新たな転換期を迎えるであろう心臓リハビリテーション医療を見据えて，本特集が有効に活用されることを期待します．

2021年5月
青柳陽一郎

Key Words Index

Writers File

ライターズファイル（50 音順）

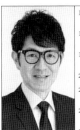

青柳陽一郎
（あおやぎ よういちろう）

1993 年	京都府立医科大学卒業 横須賀米海軍病院インターン
1994 年	慶應義塾大学医学部リハビリテーション医学教室入局
1998 年	University of Alberta, Centre for Neuroscience 留学
2002 年	PhD（Neuroscience）取得
2004 年	川崎医科大学医学部リハビリテーション医学教室，講師
2011 年	藤田医科大学医学部リハビリテーション医学I講座，准教授
2020 年	日本医科大学大学院医学研究科リハビリテーション学分野，教授

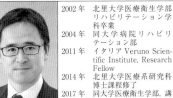

神谷健太郎
（かみや けんたろう）

2002 年	北里大学医療衛生学部リハビリテーション学科卒業
2004 年	同大学病院リハビリテーション部
2011 年	イタリア Veruno Scientific Institute, Research Fellow
2014 年	北里大学医療系研究科博士課程修了
2017 年	同大学医療衛生学部，講師
2019 年	同，准教授
2020 年	同，教授 カナダ University of Ottawa Heart Institute, Visiting Scholar

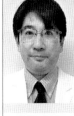

肥後太基
（ひご たいき）

1993 年	九州大学卒業
2007 年	同大学医学研究院循環器内科学，助教
2012 年	同大学病院，診療講師
2021 年	国立病院機構九州医療センター循環器センター，部長

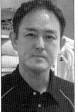

井澤和大
（いざわ かずひろ）

1994 年	聖マリアンナ医科大学病院リハビリテーション部
2014 年	神戸大学生命・医学系保健学域 同大学大学院保健学研究科パブリックヘルス領域国際保健学分野 同大学医学部保健学科理学療法学専攻 同大学医学部付属病院リハビリテーション科（兼務）

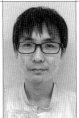

河野裕治
（こうの ゆうじ）

2004 年	名古屋大学医学部保健学科理学療法学専攻卒業 群馬県立心臓血管センターリハビリテーション課
2006 年	名古屋大学大学院医学系研究科（修士・博士号取得）
2011 年	同大学医学部保健学系研究科博士研究員
2013 年	ノースカロライナ州立大学
2014 年	藤田医科大学ばんたね病院リハビリテーション部
2020 年	同大学病院リハビリテーション部

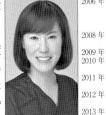

森嶋素子
（もりしま もとこ）

2006 年	日本医科大学医学部卒業 同大学付属病院初期研修医
2008 年	同大学付属病院心臓血管外科，助教
2009 年	筑波記念病院外科
2010 年	日本医科大学千葉北総病院心臓血管外科，助教
2011 年	同大学付属病院集中治療室，助教
2012 年	同大学武蔵小杉病院心臓血管外科，助教
2013 年	中頭病院心臓血管外科
2014 年	日本医科大学付属病院心臓血管外科，助教

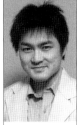

大石醒悟
（おおいし しょうご）

2005 年	北海道大学医学部卒 神戸市立中央市民病院にて初期研修
2007 年	国立循環器病センター心臓血管内科レジデント
2010 年	兵庫県立姫路循環器病センター循環器内科，医長

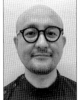

齊藤正和
（さいとう まさかず）

2002 年	北里大学医療衛生学部卒業
2009 年	同大学大学院医療系研究科循環器内科学修了（医学博士）
2005 年	榊原記念病院心臓リハビリテーション室
2008 年	同病院理学療法科，科長
2015〜17 年	Department of Cardiology and Pneumology, University Medical Center Göttingen, Germany 留学
2018 年	榊原記念病院リハビリテーション科，科長
2020 年	順天堂大学保健医療学部理学療法学科，准教授

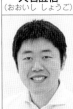

鬼村優一
（おにむら ゆういち）

2007 年	湘南鎌倉総合病院リハビリテーション科
2011 年	葉山ハートセンターリハビリテーション科
2016 年	ゆみのハートクリニック訪問リハビリテーション部
2020 年	医療法人社団ゆみの臨床研究支援部（兼任）
2021 年	筑波大学大学院人間総合科学研究科博士後期課程スポーツウエルネス学位プログラム修了，博士（スポーツウエルネス学）

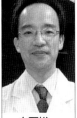

白石裕一
（しらいし ひろかず）

1994 年	広島大学卒業 京都府立医科大学　第二内科　研修医
1995 年	綾部市立病院　循環器科
1998 年	京都府立医科大学　第二内科　修練医
2000 年	京都府立与謝の海病院循環器科
2005 年	京都府立医科大学循環器内科リハビリテーション部，助手
2007 年	同，学内講師
2017 年	同，講師

Contents

超実践！心臓リハビリテーション治療
―初心者からエキスパートまで―

編集企画／日本医科大学大学院教授　青柳陽一郎

Monthly Book

MEDICAL REHABILITATION No.262/2021.6 目次

編集主幹／宮野佐年　水間正澄

MB Medical Rehabilitation 好評増刊号・増大号のご案内

知っておきたい！これからの生活期リハビリテーション

編集/石川 誠（医療法人社団輝生会理事長）
MB Medical Rehabilitation No. 217　2017年12月増大号
B5判　150頁　定価（本体価格4,000円＋税）

今と"これから"がわかる！
生活期リハビリテーションを
考えるためには最適な一冊です！

摂食嚥下障害リハビリテーション ABC

編集/出江紳一（東北大学大学院医工学研究科リハビリテーション医工学分野教授）
MB Medical Rehabilitation No. 212　2017年7月増刊号
B5判　246頁　定価（本体価格4,980円＋税）

Monthly Book
MEDICAL REHABILITATION
212
摂食
嚥下障害
リハビリテーション
ABC

基礎から応用、論文の読み方まで知っておきたい知識を詰め込みました！
初学者からベテランまでお役立ていただける一冊です！

（株）全日本病院出版会
〒113-0033　東京都文京区本郷3-16-4

Tel （03）5689-5989
Fax （03）5689-8030
HP www.zenniti.com

MB Med Reha No.262：1-5, 2021

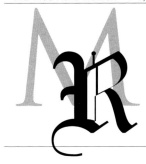

特集／超実践！心臓リハビリテーション治療
―初心者からエキスパートまで―

超高齢社会における
心臓リハビリテーション医療の現状と方向性

青柳陽一郎[*1]　森　悦子[*2]

Abstract　心疾患，中でも心不全患者は増加している．心不全患者のリハビリテーションにおける早期離床の有効性が近年の多くの研究で示されている．離床の安全性を評価するツールである急性期離床プログラムなどを用いて，急性心不全もしくは慢性心不全の急性増悪患者の早期離床はリスク管理を行いながら段階的に進め，運動療法まで移行する．心臓リハビリテーションプログラムは運動療法のみでなく，病態治療，食事療法，患者教育，カウンセリングが含まれ，多面的・包括的な内容で構成される．回復期から維持期に行う外来心臓リハビリテーションは運動耐容能や再入院率を改善する．しかし，心不全患者の高齢化と，それに伴う社会的要因などから外来心臓リハビリテーションの継続が制限されることがある．高齢化は心不全の増悪と深く関連しており，心臓リハビリテーションの需要はさらに高まるだろう．多様な疾患を併存する高齢心不全患者では，個人に合わせた多職種での包括的かつ長期的な支援の工夫が課題である．

Key words　高齢心不全(older patients with heart failure)，早期離床(early ambulation)，多職種カンファレンス(heart conference)

はじめに

虚血性心疾患などの心血管疾患(cardiovascular disease：CVD)は，世界の死因の 1/3 を占める主要な死因であり，現在も CVD による死亡者数は増え続けている[1]．超高齢社会の‘先進国’である我が国でも，高齢者人口が増加の一途を辿っており，CVD が増加している．一方，救命率の改善，治療の進歩により死亡率は低下した．今後は心不全患者が増加すると予想される．循環器疾患診療実態調査報告書によると，急性心不全・慢性心不全ともに年間約 1 万人ずつ増加しており，2019 年では心不全入院患者は 266,617 人であった[2]．このように心不全患者が増加し続けている状態は昨今マスメディアでも取り上げられており，‘心不全パンデミック’とも呼ばれている．各

施設において循環器疾患における急性期治療から在宅までの疾病管理体制をどのように構築するかが重要な課題になると思われる．本稿では，心不全患者を中心に，疫学，心臓リハビリテーション医療の現状，方向性について概説する．我々の取り組みも紹介したい．

虚血性心疾患と心不全の疫学と現状

心疾患は日本人の死因の第 2 位であり，その主たる原因は虚血性心疾患と心不全である[2)3]．虚血性心疾患の治療には薬物療法，経皮的冠動脈インターベンション(percutaneous coronary intervention：PCI)，冠動脈バイパス術がある．1990年代に PCI が我が国に導入されて以来，急速に実施件数が増加し，2018 年では 27 万件以上施行された[2]．そのうちのおおよそ 4 割が急性冠症候群

[*1] Yoichiro AOYAGI，〒113-0032 東京都文京区弥生1-2-12　日本医科大学大学院医学研究科リハビリテーション学分野，教授
[*2] Etsuko MORI，藤田医科大学ばんたね病院リハビリテーション部

に対して施行された[4]．急性冠症候群に対するPCIは予後改善に対して有効であることがわかっている．PCIとその周術期管理の治療技術向上により，急性心筋梗塞患者の救命率が上昇し，院内死亡率は低下した[5]．その一方で，心筋梗塞患者の中で特に左室駆出率が低い症例では，慢性期に心不全に移行し入院を要する例も多くなっている．

心筋梗塞後の心不全と拡張型心筋症は，左室駆出率が低下するHFrEF（heart failure with reduced ejection fraction）の代表的な疾患であるのに対して，近年注目されているのがHFpEF（heart failure with preserved ejection fraction）である．HFpEFは左室駆出率が良好であるのに，心不全になるというものである．ガイドラインでは，左室駆出率が40％未満はHFrEF，40〜50％はHFmREF（heart failure with mid-range ejection fraction），50％以上の患者はHFpEFと定義が示されている[6]．「慢性心不全の増悪により入院治療を要する患者を対象とした調査研究」(Japanese Cardiac Registry of Heart Failure in Cardiology；JCARE-CARD)[7]によると，HFpEFはHFrEFと比較し有意に高齢であった（HFpEF：74±13歳，HFrEF：67±14歳）．HFpEFの原因として左室肥大，高血圧，糖尿病，慢性腎臓病，心房細動などが指摘されている[8]．心筋梗塞の救命率の増加，高齢者人口の増加を背景に，心不全患者は今後も増加し，そして高齢化することが予測される．

心臓リハビリテーションの歴史と概要

心臓リハビリテーションは，1960年代に急性心筋梗塞発症後の入院患者に対して，臥床後の身体ディコンディショニングの改善を目的に欧米を中心に行われた．1980年代以降，急性心筋梗塞の急性期からの介入が行われるようになり，さらに虚血性心疾患患者に対する長期介入がQOLや長期予後を改善するとして二次的予防を含む包括的プログラムとして広まった．

1999年にBelardinelliらがHFrEFの慢性心不

全患者に対する運動療法の効果について報告した[9]．最高酸素摂取量の60％の運動強度で週3回，8週間の有酸素運動のプログラム後に，同じ強度で週2回，12か月間のプログラムを継続した．対照群と比較して心臓死，心不全入院の有意な減少を認め，最高酸素摂取量，QOLが改善した．このように，慢性心不全に対しても運動療法が運動耐容能，QOL，予後の改善にも効果があるとして，再発予防としても広く実施されるようになっている．

有酸素運動に対して，レジスタンストレーニングは血圧の上昇や心筋虚血を誘発する可能性があるとして積極的には行われない傾向にあった．しかし最近では，有酸素運動に加えて，適応と禁忌を理解したうえでレジスタンストレーニングを実施することの安全性や有効性が報告されている．

心不全増悪による再入院率は，1年で35％に及ぶ[10]．心不全増悪要因は塩分・水分制限の不徹底，感染症，過労，治療薬服用の不徹底，不整脈，身体的・精神的ストレス，心筋虚血，高血圧，合併症の増悪であるが，患者自身の疾病管理によって多くは予防可能である[10]．再入院リスクの高い心疾患患者に対して，医師・看護師・薬剤師・管理栄養士・理学療法士・訪問看護師などの多職種介入を実施することで再入院率の低下やQOLの向上が得られるとの報告から，'疾病管理プログラム'の概念が構築された[11]．現在，疾病管理プログラムは種々の治療ガイドラインで極めて有効な治療の1つとして位置付けられている．今日の心臓リハビリテーションは病態治療，運動療法，食事療法，患者教育，カウンセリングが含まれ，多面的・包括的な内容で構成されている．

高齢心不全の特徴と対応

高齢化に伴う心不全患者の増加により，高齢心不全患者に対する心臓リハビリテーションの需要は高まっている．高齢心不全は認知症，うつ状態，フレイルが多いなどの特徴を有する[12]．フレイルに陥ると，骨格筋ポンプ機能が低下することで易

表 1. 急性期離床プログラム

	Stage 1	Stage 2	Stage 3	Stage 4	Stage 5	Stage 6
許可される安静度	ベッド上安静	端座位	室内自由	トイレ歩行	棟内自由（80 m まで）	棟内自由
リハビリテーション実施場所	ベッド上	ベッドサイド	ベッドサイド	病棟	病棟（リハビリテーション室）	病棟（リハビリテーション室）
目標座位時間（1 日総時間）	ギャッジアップ	1 時間	2 時間	3 時間	3 時間	3 時間
ステージアップ負荷試験	端座位	歩行テスト（自由速度）10 m	歩行テスト（自由速度）40 m	歩行テスト（自由速度）80 m	歩行テスト（自由速度）80 m×2〜3 回	6 分間歩行テスト

各ステージで終了時に負荷試験を行う.

（文献 14 より）

疲労感，活動量の低下へとつながる．フレイルに対する運動療法としては有酸素運動とレジスタンストレーニングの併用が有用とされている．高齢心不全患者ではフレイルのみでなく，サルコペニア，カヘキシアを有する者が多いとの報告もある[13]．フレイルでは消費エネルギーの減少による低栄養を導くため，栄養面を考慮したうえでの運動療法が望まれる．

心不全の急性期リハビリテーション

心不全の心臓リハビリテーションでは，急性期，回復期，維持期で疾病管理プログラムが定められている[14]．急性期では，病態治療と並行し臥床による身体ディコンディショニングなどの弊害を予防すること，退院後に必要な活動量を獲得することが焦点となる．急性期病院では病態治療が優先されるため，身体活動が制限されることが多く，身体機能や ADL の低下につながり得る．心不全の予後には身体機能の維持が重要であり，心不全の重症度，入院回数に伴い身体機能は低下する[6]．そのため，過度な安静を予防し早期離床をはかることが肝要である．

早期離床に際して，血行動態を把握し，離床の安全性の評価を段階的に進めていくことが重要である．そのツールの 1 つとして急性期離床プログラムを使用した離床評価が用いられている（表1）[14]．急性期離床プログラムは，ベッドサイドでの離床評価から運動療法へつなげるため 1〜6 のステージに分類される．各ステージの歩行評価では，歩行速度を規定せずに，心不全症状の増悪や血行動態の不安定化をきたすことなく実施できる

かを優先する[15]．ステージ 6 の終了にて運動療法導入へと進めるが，各ステージで負荷試験を行うことでリスク管理が徹底かつ統一できる．

高齢心不全患者を対象とした藤田医科大学ばんたね病院のデータでは，急性期で血圧の保てない clinical scenario 3 の割合は 3.7%，離床阻害となり得るカテコラミンの使用率は 7.4% と少なく，早期離床が可能な患者が多い[16]．早期離床は退院後の再入院率低下にもつながる．当院のデータでは，入院から 3 日以内に心臓リハビリテーションを開始すると再入院率が低下した[17]（図 1）．また平成 26（2014）年度の診療報酬改定で導入された ADL 維持向上等体制加算では，入院日から理学療法士の病棟専従配置が可能になった．これにより早期からのリハビリテーション開始が可能となり，入院日数が減少した[18)19]．

心不全の回復期・維持期リハビリテーション

回復期・維持期では運動耐容能の向上，冠危険因子の是正，退院後の継続管理指導がポイントとなる．運動・薬物・栄養療法を進める中で，心不全増悪因子に関する患者教育，生活管理を多職種で行う．外来での心臓リハビリテーション実施中は，運動療法実施前に心不全増悪の有無に関する問診や体重測定，血圧，下腿浮腫などをチェックする[15]．近年の傾向として，在院日数の短縮により入院中の心臓リハビリテーション実施期間が限られるため，退院後の支援継続が重要となる．外来での心臓リハビリテーション治療は運動耐容能の指標である 6 分間歩行距離の延長や QOL の改善，再入院予防の効果をもたらす[20]．しかし，心

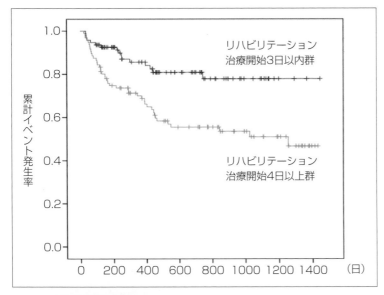

図 1.
心臓リハビリテーション開始までの期間を2群に分けた際の心イベントのKaplan-Meier曲線
心不全患者190例（平均年齢：80.7±8.5歳）を心臓リハビリテーション開始までの期間が3日以内の群と4日以上の群に分類した．3日以内に心臓リハビリテーションを開始した群の心イベント（再入院）は有意に低かった（P<0.001）.

（文献17より）

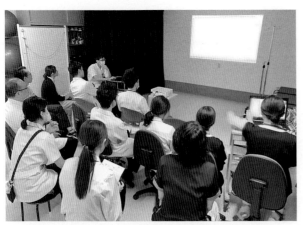

図 2. ハートチームカンファレンス
カンファレンスには医師・理学療法士・看護師・薬剤師・管理栄養士が参加している．心疾患のリスク管理について勉強会も実施し，知識を共有する場としても使用している．

疾患患者の高齢化と，それに伴う社会的要因などから外来通院の参加率が低いのが現状である[21]．運動療法は12週間以上継続した場合に最も安定した効果が得られるとされているため[22]，外来心臓リハビリテーションの参加率向上は今後の課題といえよう．

多職種カンファレンス

心不全患者を対象としたチームによる多面的・包括的な介入は，心不全増悪での再入院や死亡が減少する[23]．藤田医科大学ばんたね病院では，2014年より'ハートチームカンファレンス'を週1回実施している（図2）．カンファレンスを実施した患者は，実施しなかった患者と比較し退院後6か月後の再入院率が15.6%少なかった[24]．ハートチームカンファレンスで医学的情報のみでなく環境・社会的情報を共有することで，介入標的が明確となり患者教育による再入院予防も期待できる．高齢心疾患患者が増加している中，同居者の有無や社会資源の利用状況などを把握することで，家族指導の必要性についても考慮し，個人に合わせた疾病管理プログラムを提案している．

最後に

高齢者の増加は心不全の増加と深く関連しており，心臓リハビリテーション医療の需要はさらに高まるだろう．心臓リハビリテーション医療における包括的な介入は急性期から維持期を通して重要である．多様な疾患を併存する高齢心不全患者では，回復期・維持期の連携を含めて中長期的な支援が課題である．

文 献

1) Roth GA, et al：Global Burden of Cardiovascular Diseases and Risk Factors, 1990-2019：Update From the GBD 2019 Study. *J Am Coll Cardiol*, **76**：2982-3021, 2020.
2) 一般社団法人日本循環器学会：循環器疾患診療実態調査報告書（2019年度実施・公表）JROAD（The

Japanese Registry Of All cardiac and vascular Diseases）．pp. 1-28，2020.

3）厚生労働省：令和元（2019）年人口動態統計月報年計（概数）の概況．2020.
〔https://www.mhlw.go.jp/toukei/saikin/hw/jinkou/geppo/nengai19/index.html〕

4）日本心血管インターベンション治療学会：J-PCI レジストリー 2019 年報告（2018 年施行症例）．2019.〔http://www.cvit.jp/files/registry/annual-report/j-pci/2019.pdf〕

5）東京都 CCU ネットワーク〔http://www.ccunet-tokyo.jp/katsudou_index.html〕

6）筒井裕之（班長）：急性・慢性心不全診療ガイドライン（2017 年改訂版）．日本循環器学会/日本心不全学会合同ガイドライン，2018.

7）Tsuchihashi M, et al：Characteristics and outcomes of hospitalized patients with heart failure and reduced vs preserved ejection fraction. Report from the Japanese Cardiac Registry of Heart Failure in Cardiology（JCARE-CARD）. *Circ J*, **73**：1893-1900, 2009.

8）Lee DS, et al：Relation of disease pathogenesis and risk factors to heart failure with preserved or reduced ejection fraction：insights from the framingham heart study of the national heart, lung, and blood institute. *Circulation*, **119**：3070-3077, 2009.

9）Belardinelli R, et al：effects on functional capacity, quality of life, and clinical outcome. *Circulation*, **99**：1173-1182, 1999.
Summary 運動療法実施群では非実施群に比べて心臓死が 22.8%，心不全増悪による再入院は 19%と有意な減少を認めた．

10）Tsuchihashi M, et al：Clinical Characteristics and Prognosis of Hospitalized Patients With Congestive Heart Failure—A Study in Fukuoka, Japan—. *Jpn Circ J*, **64**：953-959, 2000.

11）Squires RW, et al：Aura Montero-Gomez, Thomas G Allison, Randal J Thomas. Long-term disease management of patients with coronary disease by cardiac rehabilitation program staff. *J Cardiopulm Rehabil Prev*, **28**：180-186, 2008.

12）日本心不全ガイドライン委員会（編）：高齢心不全患者の治療に関するステートメント，2016.

13）伊藤貴司ほか：フレイルを呈する高齢心不全患者のサルコペニア・カヘキシアの実態調査，心臓リ

ハビリテーション，（in press）.

14）日本心臓リハビリテーション学会心臓リハビリテーション標準プログラム策定部会：心不全の心臓リハビリテーション標準プログラム（2017 年版），2017.

15）井澤英夫ほか：心不全リハビリテーション標準プログラム．総合リハ，**47**：525-529，2019.

16）杉浦　翼ほか：高齢心不全患者の入院早期の治療業況に関する実態調査．第 24 回日本心臓リハビリテーション学会学術集会，2018.

17）Kono Y, et al：Predictive impact of early mobilization on rehospitalization for elderly Japanese heart failure patients. *Heart Vessels*, **35**：531-536, 2020.

18）Kono Y, et al：Efforts and effects of additional medical coverage to maintain or improve activities of daily living in an acute cardiovascular internal medicine ward. *Jpn J Compr Rehabil Sci*, **8**：104-108, 2017.

19）Aoyagi Y, et al：A health insurance system for maintaining or improving activities of daily living in acute wards in Japan. *Int J Neurorehab*, **5**：324-325, 2018.

20）Davidson PM, et al. Can a heart failure-specific cardiac rehabilitation program decrease hospitalizations and improve outcomes in high-risk patients? *Eur J Cardiovasc Prev Rehabil*, **17**：393-402, 2010.

21）Arakawa T, et al：Regional Clinical Alliance Path and Cardiac Rehabilitation After Hospital Discharge for Acute Myocardial Infarction Patients in Japan— A Nationwide Survey. *Circ J*, **80**：1750-1755, 2016.

22）野原隆司（班長）：心血管疾患におけるリハビリテーションに関するガイドライン（2012 年改訂版）．循環器病の診断と治療に関するガイドライン（2011 年度合同研究班報告），2020 年更新.

23）McAlister FA, et al：Multidisciplinary strategies for the management of heart failure patients at high risk for admission：a systematic review of randomized trials. *J Am Coll Cardiol*, **44**：810-819, 2004.

24）山田　亮ほか：高齢心不全患者に対する急性期早期心リハ開始は心不全再入院を予防するか？第 24 回日本心臓リハビリテーション学会学術集会，2018.

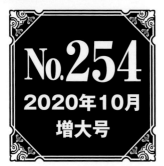

MB Med Reha **No.262**：**7-12**, 2021

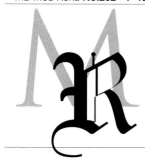

特集／超実践！心臓リハビリテーション治療
―初心者からエキスパートまで―

虚血性心疾患のリハビリテーション治療

井澤和大*¹　小林成美*²　笠原酉介*³　平野康之*⁴

Abstract　包括的心臓リハビリテーション（以下，心リハ）の中でも，虚血性心疾患のリハビリテーション治療に関する運動療法を主体とした身体的・精神的効果については多くのエビデンスがある．身体的効果の1つとして，運動耐容能の増加がある．その機序は，酸素供給能（心肺機能）の改善による中枢性の効果よりも，酸素利用能に関連する末梢循環や骨格筋機能の改善などが主な要因とされる．また，精神的効果に関しては，運動療法を主体とした心リハよりも包括的な取り組みが健康関連 QOL の向上，不安・抑うつの軽減などに寄与する．しかし，超高齢社会における課題を含めた心リハおよび遠隔リハビリテーションに関するエビデンスについては未だ十分とはいえない．本稿で私たちは，虚血性心疾患のリハビリテーション治療について，高齢・フレイル・サルコペニア・認知機能・栄養という視点も踏まえ簡潔に述べる．

Key words　心臓リハビリテーション（cardiac rehabilitation），エビデンス（evidence），運動（exercise），健康関連 QOL（health related-quality of life），費用対効果（cost effectiveness）

はじめに

包括的心臓リハビリテーション（以下，心リハ）は，心臓病患者が身体機能や精神機能などを回復し，家庭や社会に復帰するとともに，再発や再入院を防止することを目的として実施される総合的なプログラムである．心リハは発症や病状，手術の時期などを起点として，第Ⅰ相が急性期，前期第Ⅱ相が前期回復期，後期第Ⅱ相が後期回復期，そして第Ⅲ相が維持期に区分され[1)2)]，その区分に応じた運動処方や生活指導などが実践される．

これまで，虚血性心疾患（ischemic heart disease；IHD）のリハビリテーション治療に関する運動療法を主体とした身体的および精神的効果については多くのエビデンスが示されている[1)～3)]．

また，近年ではフレイル・サルコペニア・栄養・認知機能などに対する効果についても示されている．

本稿では，虚血性心疾患のリハビリテーション治療の効果について，高齢・フレイル・サルコペニア・栄養・認知機能を踏まえ，簡潔に述べる．

早期離床・ADL（activities of daily living）拡大

IHD に対する集中治療室（intensive care unit；ICU）や心臓血管疾患集中治療室（coronary care unit；CCU）の普及，再灌流療法，冠動脈バイパス術の進歩により，早期離床・早期退院が可能となった．これに伴い，急性心筋梗塞，心臓外科術後，および心不全の急性増悪にて入院となった患者に対して，ICU・CCU での早期離床・病室，病

---

*¹　Kazuhiro IZAWA，〒 654-0142 兵庫県神戸市須磨区友が丘 7-10-2　神戸大学生命・医学系保健学域，准教授
*²　Seimi KOBAYASHI，同大学大学院医学研究科内科学講座循環器内科学分野，特命准教授
*³　Yusuke KASAHARA，聖マリアンナ医科大学横浜市西部病院リハビリテーション部，主幹
*⁴　Yasuyuki HIRANO，東都大学幕張ヒューマンケア学部，教授

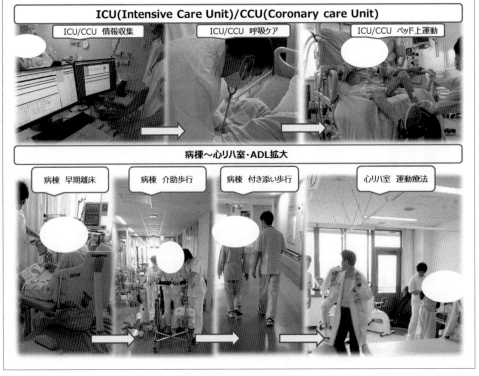

図 1. 情報収集・early mobilization（EM）

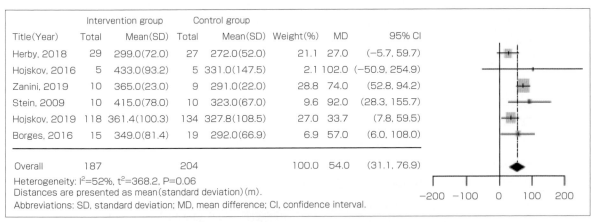

	Intervention group		Control group					
Title(Year)	Total	Mean(SD)	Total	Mean(SD)	Weight(%)	MD	95% CI	
Herby, 2018	29	299.0(72.0)	27	272.0(52.0)	21.1	27.0	(−5.7, 59.7)	
Hojskov, 2016	5	433.0(93.2)	5	331.0(147.5)	2.1	102.0	(−50.9, 254.9)	
Zanini, 2019	10	365.0(23.0)	9	291.0(22.0)	28.8	74.0	(52.8, 94.2)	
Stein, 2009	10	415.0(78.0)	10	323.0(67.0)	9.6	92.0	(28.3, 155.7)	
Hojskov, 2019	118	361.4(100.3)	134	327.8(108.5)	27.0	33.7	(7.8, 59.5)	
Borges, 2016	15	349.0(81.4)	19	292.0(66.9)	6.9	57.0	(6.0, 108.0)	
Overall	187		204		100.0	54.0	(31.1, 76.9)	

Heterogeneity: I^2=52%, t^2=368.2, P=0.06
Distances are presented as mean(standard deviation)(m).
Abbreviations: SD, standard deviation; MD, mean difference; CI, confidence interval.

図 2. Early mobilization（術後 1〜2 日目開始，1 日 2 回，呼吸運動および患者教育を併用）が，
退院時の 6 分間歩行試験の歩行距離の増加に与える効果に関する平均差のメタ解析[5]

棟，そして院内の ADL の拡大を目的とした第 I 相での心リハが積極的に適用されようになった（**図 1**）[1)~3)]．

国内外のガイドラインでは，早期離床・ADL 拡大の有効性が示されている[1)~3)]．心筋梗塞患者と同様に，急性期にある入院初期の心不全患者においても，早期離床・ADL 拡大により，過剰な安静の弊害（身体的・精神的デコンディショニング，褥瘡，肺塞栓など）を防止することが重要とされ

る[1)~4)]．

最近のシステマティックレビュー・メタ解析によると，IHD に対する冠動脈バイパス術後における ICU・CCU 在室日数，在院日数および人工呼吸器管理期間の短縮と，退院時の身体機能向上につながる early mobilization；EM（術後 1〜2 日目開始，1 日 2 回，呼吸運動および患者教育を併用）が，退院時の 6 分間歩行試験による距離を 54 m（95％信頼区間，31.1〜76.9）増加させることが示

されている(**図 2**)[5].

高齢・フレイル・サルコペニア・栄養・認知機能

　フレイル診療ガイド 2018 年版[6]では，急性冠症候群・経皮的冠動脈形成術後・二枝以上の冠動脈病変を有する高齢者におけるフレイルの頻度や予後との関連について示されている．それらのフレイルの頻度は，評価法が異なるため 5〜60% と幅が広いが，死亡率や再入院率とも関連することが示されている[6]．また，高齢心疾患患者におけるサルコペニアの併存は，身体機能や身体活動の高低に影響することが明らかとなっている[4)7)]．その報告の中ではサルコペニア群は非サルコペニア群に比し，呼吸筋力，膝伸展筋力，バランス能力，そして身体活動(1 週間あたりの一日の平均歩数と運動消費エネルギー)も低値を示している[4)7)]．

　最近のメタ解析による報告(世界 7 か国，23,480 例，平均年齢 62.3 歳，男性 70%)では，握力(サルコペニアの診断項目の 1 つ)が，心疾患患者の強力な予後予測因子となる[8]ことも示されている．加えて栄養状態も，身体機能および身体活動にかかわる一要因とされる．栄養状態を示す指標の 1 つである GNRI(Geriatric Nutritional Risk Index)を用いた高齢心疾患患者の栄養状態に関する研究では，GNRI 低値群は高値群に比し男女ともに，握力，膝伸展筋力，そして身体活動が低かった[4)7)]．

　一方，高齢心疾患患者における軽度認知障害(mild cognitive impairment；MCI)合併の割合は 30〜40% とされる[9]．高齢心疾患患者における MCI は，歩行速度，握力，ピンチ力，そして ADL の低下にも影響する[9]．ゆえに，フレイル・サルコペニア・栄養・認知機能なども，虚血性心疾患のリハビリテーション治療における重要な評価項目となる．

リスク管理

　心リハを実践する際には第 I 相〜第 III 相のすべての時期において，個々の病態・医学的治療を含めたリスク管理は必須である．そのためには，心電図，血液生化学検査，冠動脈造影検査，心臓超音波検査などの医学的検査による重症度の把握，医学的治療・投薬内容などについて熟知しておく必要がある．さらに，体格・職業などの患者プロフィールはもちろんのこと，入院前 ADL，病前運動習慣・生活習慣，既往歴・併存症などについても把握しておく必要がある[10]．なお，心リハ施行に際し，急変対応への備えは必須である．したがって，患者急変を想定した定期的なリスクシミュレーションが推奨される．

身体機能・身体活動・ADL・運動耐容能の評価

　虚血性心疾患に対する身体機能評価には，主に上下肢骨格筋，バランス，歩行能力，身体機能評価バッテリー(Short Physical Performance Battery)などがある[10]．また，身体活動評価には，活動計や歩数計なども用いられる．心疾患患者の院内身体活動の性差に関する先行研究では，女性は男性に比し活動計による歩数および消費エネルギーが低い値を示すことが報告されている[11]．さらに，第 I 相〜前期第 II 相における心疾患患者に対する身体活動量を促進するための 1 つの方策として，セルフ・モニタリング法の併用が，退院後の身体活動の向上に寄与する可能性も示されている[12]．なお，ADL の指標には，主に Barthel Index や Functional Independence Measure などが活用される．

　運動耐容能は，呼気ガス分析装置を用いた心肺運動負荷試験(Cardiopulmonary Exercise Testing；CPX)により評価される(他稿参照)．心電図による心拍応答，不整脈，虚血性心電図変化，血圧測定による運動に対する血圧反応，最高酸素摂取量，嫌気性代謝閾値，VE/VCO_2 slope(漸増負荷運動を行った際の二酸化炭素排出量(VCO_2)に対する換気量(VE)の関係性を示す換気効率)などの重要な情報が得られる[10]．いずれの指標も健康関連 QOL(health-related quality of life；HRQL)，再入院，生命予後などに関連する[10]．

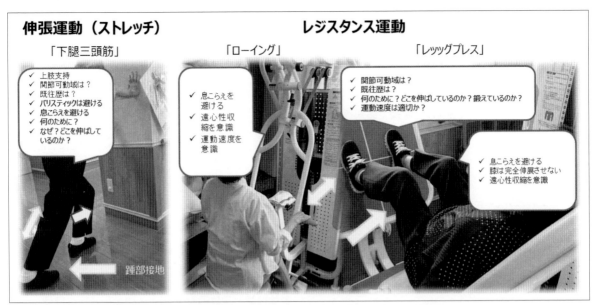

図 3. 伸張運動(ストレッチ)とレジスタンス運動の一例

表 1. レジスタンス運動プログラム

運動プログラム	運動強度 (RM：repetition maximum)	自覚的運動強度 (RPE：rate of perceived exertion)	反復回数	トレーニングボリューム (サーキット・セッション)
Step1 (プレトレーニング)	<30% 1 RM	<12	5〜10	2〜3/週 (1〜3 サーキット/セッション)
Step Ⅱ (レジスタンス・筋持久力トレーニング)	30%〜40% 1 RM	12〜13	12〜25	1〜2/週 (1 サーキット/セッション)
Step Ⅲ (筋力・筋肥大トレーニング)	40%〜60% 1 RM	<15	8〜15	1〜2/週 (1〜3 サーキット/セッション)

(文献 15 より)

運動処方・運動療法

　運動療法には，主に，伸張運動，有酸素運動，レジスタンス運動などがある．伸張運動は，上下肢体幹を含め行われる(**図3**)[10]．後述する有酸素運動およびレジスタンス運動の前後に行われる．

　有酸素運動は，厳密なリスク管理のもとに，頻度・強度・時間・期間の設定(運動処方)が慎重に施行される．運動処方にあたっては事前にCPXを実施し，その結果を参考に，嫌気性代謝閾値の心拍数や仕事量などを用いて，トレッドミルや自転車エルゴメーターを用いた運動が処方される．しかし，これらの機器がない場合は，歩行運動が中心となる．その際には，十分な広さを確保できないこと，強度を定量化しづらいことから，距離やスピード，時間などの設定に注意を要する．また，6〜20までの15段階の自覚的運動強度で11〜13の範囲で実施することが推奨される．しかし，各施設の状況，高齢者・併存疾患の有無により，CPX の施行ができない場合もある．その場合でも，前述した身体機能や活動の評価は必須である[10]．

　冠動脈疾患(coronary artery disease；CAD)患者を対象とした有酸素運動を主とする心リハの効果に関する報告では，心リハ実施群では通常群に比し，心臓死亡率は26%，再入院率は18%減少することが示されている[13)14]．

　レジスタンス運動の実施に際しては，マシンや重錘，ゴムバンドなどを使用し，過負荷の原理を基本に強度を設定することが推奨される．強度を定量化するために 1 Repetition Maximum(RM)が用いられる．

　表1にレジスタンス運動プログラムを示した[15]．レジスタンス運動の導入に際しては，第Ⅰ

相〜後期第Ⅱ相に至るまで，Step Ⅰ（プレトレーニング），Step Ⅱ（レジスタンス・筋持久力トレーニング），Step Ⅲ（筋力トレーニング・筋肥大トレーニング）と，各段階に応じ，その頻度・強度・時間・期間が設定される[10)15)]．しかしこれは元来，心不全患者を対象としたプログラムである．ゆえに，個々の患者の病態と時期により，Step Ⅰ〜Ⅲが選択される．例えば，後期第Ⅱ相の若年CAD患者では，Step Ⅱから開始する．また，心不全合併例や虚弱高齢者に対しては，心不全患者と同様に，Step Ⅰから開始する．なお，機器や用具がない場合には，自重を用いた運動も行われる（**図3**）．

CAD患者を対象としたレジスタンス運動の有効性に関する報告では，レジスタンス運動実施群は非実施群に比し，筋力，運動耐容能は改善，心血管死亡率は26%，再入院率は31%減少することが示されている[16)17)]．

身体的・精神的効果

心リハは，身体的・精神的効果をもたらす[1)〜3)]．CAD患者における運動療法を主体とした心リハは，カテーテル治療や薬物療法に匹敵する予後改善効果がある[1)〜3)]．CADおよび虚血性心不全においては，運動療法単独で，冠動脈イベントの発生や心不全増悪による入院を減らし，生命予後を改善する[1)〜3)]．

先行研究では，年齢別の後期第Ⅱ相の継時的推移についても言及されている[18)]．年齢による差異については，心リハ開始時の最高酸素摂取量，膝伸展筋力およびHRQLは，高齢群（65歳以上）は壮年群（65歳未満）よりも低値を示す．しかし，約2か月間の心リハにより，それらは双方ともに改善することが示されている[18)]．

第Ⅲ相における運動の継続率は，身体活動量やHRQLに影響する[19)]．このことからも，第Ⅲ相における身体活動量を評価し，これを維持・継続するための方策が必要となる．

最近，心疾患患者に対する身体活動量を促進するための方策の1つとしてセルフ・モニタリングの有効性に関するメタ解析が報告されている．それによると，心疾患患者（平均年齢60.8歳，男性79.6%）に対するセルフ・モニタリングの併用は，1日当たりの平均歩数を2,503歩（95%信頼区間，1,916〜3,090）増加させることが示されている[20)]．

おわりに

これまで，虚血性心疾患に対する心リハの有効性については，先人の多大な努力により多数報告されている．しかし，心リハにより得られた効果をいかにして維持・継続するかの方略がより重要である．

また，2019年に発生した新型コロナウイルス感染症（COVID-19）の影響により，包括的心臓リハビリテーションも様々な活動自粛を余儀なくされている．したがって，従来の心臓リハビリテーションに加え，遠隔診療・遠隔リハビリテーションなどのシステムの整備，再発・再入院予防を目的とした疾病管理を十分に行えるような新たな体制の構築，ひいては費用対効果を含めた政策についても検討を行う必要がある．

文 献

1) 牧田　茂，安　隆則（班長）：心血管疾患におけるリハビリテーションに関するガイドライン（2021年改訂版）．日本循環器学会/日本心臓リハビリテーション学会合同ガイドライン，2021.〔https://www.j-circ.or.jp/cus/wp-content/uploads/2021/03/JCS2012_makita.pdf〕（2021年3月27日参照）
2) 根本慎司ほか：循環器疾患（解説）．理療ジャーナル，**53**（2）：183-194，2019.
3) Yancy CW, et al：2017 ACC/AHA/HFSA Focused Update of the 2013 ACCF/AHA Guideline for the Management of Heart Failure：A Report of the American College of Cardiology/American Heart Association Task Force on Clinical Practice Guidelines and the Heart Failure Society of America. *Circulation*, **136**：e137-e161, 2017.
4) 井澤和大ほか：心臓リハビリテーションのエビデ

ンスはどこまで確立しているか？ *Heart View*, **23**：460-466, 2019.

5) Kanejima Y, et al：Effect of Early Mobilization on Physical Function in Patients after Cardiac Surgery： A Systematic Review and Meta-Analysis. *Int J Environ Res Public Health*, **17**：7091, 2020.

6) 荒井秀典（編集主幹）：フレイル診療ガイド 2018 年版，p. 41，ライフサイエンス，2018.

7) 井澤和大ほか：循環器疾患患者に対するリハビリテーション．理学療法京都，**49**：8-13, 2020.

8) Pavasini R, et al. Grip strength predicts cardiac adverse events in patients with cardiac disorders：an individual patient pooled meta-analysis. *Heart*, **105**(11)：834-841, 2018.
Summary 世界7か国，23,480 例を対象とし，メタ解析により，握力(サルコペニアの診断項目の1つ)が，心疾患患者の強力な予後予測因子となることを示した報告である．

9) 井澤和大ほか：高齢心疾患患者におけるフレイルと認知機能障害．*BIO Clinica*，**35**：982-984, 2020.

10) 笠原酉介ほか：第7章　循環器疾患—障害評価と理学療法プログラム．堀江　淳（編），PT・OT 入門　イラストでわかる内部障害，pp139-161, 2020.
Summary 循環器疾患患者に対する評価・リスク管理・プログラムなどの重要事項について具体的に示されている．

11) Izawa KP, et al：Gender-related differences in maximum gait speed and daily physical activity in elderly hospitalized cardiac inpatients：a preliminary study. *Medicine*, **94**：e623, 2015.

12) Izawa KP, et al：Determination of the effectiveness of accelerometer use in the promotion of physical activity in cardiac patients：a randomized controlled trial. *Arch Phys Med Rehabil*, **93**：1896-1902, 2012.

13) Taylor RS, et al：Exercise-based rehabilitation for patients with coronary heart disease：systematic review and meta-analysis of randomized controlled trials. *Am J Med*, **116**：682-692, 2004.

14) Anderson L, et al：Exercise-Based Cardiac Rehabilitation for Coronary Heart Disease：Cochrane Systematic Review and Meta-Analysis. *J Am Coll Cardiol*, **67**：1-12, 2016.

15) Piepoli MF, et al. Exercise training in heart failure：from theory to practice. A consensus document of the Heart Failure Association and the European Association for Cardiovascular Prevention and Rehabilitation. *Eur J Heart Fail*, **13**：347-357, 2011.

16) Yamamoto S, et al：Effects of resistance training on muscle strength, exercise capacity, and mobility in middle-aged and elderly patients with coronary artery disease：A meta-analysis. *J Cardiol*, **68**：125-134, 2016.

17) Heran BS, et al：Exercise-based cardiac rehabilitation for coronary heart disease. *Cochrane Database Syst Rev*, **7**：CD001800, 2011.

18) Izawa KP, et al： Age-related differences in physiologic and psychosocial outcomes after cardiac rehabilitation. *Am J Phys Med Rehabil*, **89**：24-33, 2010.

19) Izawa KP, et al：Long-term exercise maintenance, physical activity, and health-related quality of life after cardiac rehabilitation. *Am J Phys Med Rehabil*, **83**：884-892, 2004.

20) Kanejima Y, et al. Self-monitoring to increase physical activity in patients with cardiovascular disease：a systematic review and meta-analysis. *Aging Clin Exp Res*, **31**：163-173, 2019.
Summary 心疾患患者に対する身体活動量を促進するための方策としてのセルフ・モニタリングの有効性に関するシステマティックレビュー・メタ解析である．

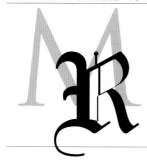

特集／超実践！心臓リハビリテーション治療
―初心者からエキスパートまで―

心不全のリハビリテーション治療

神谷健太郎*

Abstract 心不全患者に対する運動療法を主体とした心臓リハビリテーションは，ランダム化比較対照試験のメタ解析によって，運動耐容能や QOL の改善，心不全による再入院リスクの低下に有効であることが明らかとなっている．しかし，過去の心臓リハビリテーションの介入研究で予後をアウトカムにしたものは 95％以上が心臓の収縮能が低下した心不全を対象とした比較的若い患者を主体としており，現在，日常臨床で問題となっている高齢フレイルの患者や左室駆出率が保たれた心不全患者(HFpEF)は対象に含まれていなかった．本邦から最近報告された心臓リハビリテーションの実施と予後について調査した多施設コホートの研究結果では，従来のエビデンスが確立されている患者に加え，HFpEF や軽度から中等度のフレイルを合併した心不全患者においても心臓リハビリテーションの実施が良好な予後に関連していた．

心臓リハビリテーションの普及率は決して高くないため，心臓リハビリテーションを心不全の標準治療の 1 つとしてさらに普及していくことが必要である．

Key words 心不全(heart failure)，心臓リハビリテーション(cardiac rehabilitation)，フレイル(frailty)

はじめに

安定期の心不全患者に対する運動療法や患者教育を含めた包括的心臓リハビリテーションは，多くのエビデンスに支えられて心不全の標準治療の 1 つとして推奨されている．しかしながら，心臓リハビリテーションの実施率は極めて低く，筆者らが研究班(班長：磯部光章，榊原記念病院院長)で報告した結果では，心不全患者の約 7％にしか外来の心臓リハビリテーションが行われていない実態が明らかとなった[1]．

本稿では，心不全に対する心臓リハビリテーションのエビデンスと診療の現状を概観するとともに，急性期から安定期にかけてどのように心臓リハビリテーションを進めていくかについて，その実践について述べていきたい．

心不全に対する心臓リハビリテーションのエビデンス

1．欧米からの報告

心臓リハビリテーションは，症候性の心不全患者(Stage C)の治療の 1 つとして日本や欧米の循環器関連のガイドラインにおいて実施することが強く推奨されている[2][3]．現時点で，運動療法を主体とした心臓リハビリテーションの予後や QOL に対する効果に関するエビデンスが最も蓄積されているのは，安定期の左室駆出率が低下した心不全(HFrEF)患者である．最新のコクランレビューでは，無作為化比較対照試験 44 件，合計 5,783 例の心不全患者を含んだメタ解析において，安定した心不全患者に対して運動療法を中心とした心臓リハビリテーションを行うことによ

* Kentaro KAMIYA, 〒 252-0373 神奈川県相模原市南区北里 1-15-1 北里大学医療衛生学部リハビリテーション学科理学療法学専攻，教授

り，心不全再入院のリスクを41％，すべての再入院のリスクを30％低下させ，ミネソタ心不全質問票で評価したQOL指標を7.1ポイント改善させることが明らかになっている[4]．また，急性期の心不全患者や左室駆出率が保持された心不全（HFpEF）患者に対しても，運動耐容能や運動機能の改善に有効であることが報告されてきている[5]．

2．本邦からの最近の報告

　上記で述べた心不全に対する心臓リハビリテーションの介入研究で予後をアウトカムにしたものは95％以上がHFrEFを対象とした比較的若い患者を主体としており，現在，日常臨床で問題となっている高齢フレイルの患者やHFpEF患者が対象には含まれていない．また，日本を含めアジアからのデータがほとんどないこと，多くの介入試験が2000年以前に行われているため，現在の標準的な心不全治療を受けていない患者が主な対象であることなど，実臨床とエビデンスの乖離が多く存在する．しかし現実的に，高齢フレイルの心不全患者を大規模に集積して行う無作為化比較試験は困難であり，観察研究によってエビデンスと実臨床とのギャップを埋める必要があった．このような実情を鑑みて，日本医療研究開発機構（AMED）の支援の下，研究班が組織され（班長：磯部光章，榊原記念病院院長），筆者もその一員として活動し最近その成果を報告した[6]．

　この研究では国内15施設において心不全患者4,339例を後ろ向きに調査し，多職種による外来心臓リハビリテーションが心不全患者の長期生存および再入院に関連するかどうかを検討した．傾向スコアマッチングを用いて交絡因子を調整し，心臓リハビリテーションを行った患者と行わなかった患者を1：1でマッチさせた796組，計1,592例（平均年齢67歳，女性38％，追跡期間中央値2.4年）を比較した結果，心臓リハビリテーション群では非心臓リハビリテーション群に比べて全死亡および心不全再入院の複合イベントの発生リスクが有意に低かった〔ハザード比（HR）：0.77，95％CI：0.65〜0.92，P＝0.003〕（図1-a）．

　また，心臓リハビリテーション群の有意なリスク低下は全死亡〔HR：0.67，95％CI：0.51〜0.87，P＝0.003〕や心不全再入院〔HR：0.82，95％CI：0.67〜0.99，P＝0.044〕についても認められた．さらに，心臓リハビリテーション群の良好なアウトカムはHFpEF患者（図1-b）や軽度〜中等度のフレイルを呈する心不全患者においても一貫して認められた（図1-c）．

　HFpEFやフレイル心不全患者は臨床的にも高齢化に伴い，今後ますます増加することが予測されているが，薬物療法を含めてエビデンスがほぼないと言って良い患者層である．包括的な心臓リハビリテーションは，運動療法や食事療法，生活指導や内服指導などからなり，薬物療法ではカバーできない要素を多く含んでおり，その効果が期待されてきた．本研究結果は，これらの期待を裏付けるものと考えられる．今後は，専門家のさらなる育成と地域に応じた提供体制の構築により，普及活動を推進していくことが重要である．また，外来の心臓リハビリテーションに通院が困難なフレイル心不全患者が一定期間，回復期リハビリテーション病院で心臓リハビリテーションを行えるように体制を整備していくことも極めて重要なことと考える．

心不全に対する心臓リハビリテーションの実際

1．心不全に対する運動療法の適応と禁忌

　表1に日本循環器学会のガイドラインで提示されている心不全に対する心臓リハビリテーションの絶対禁忌と相対禁忌を示す[7]．表1における「運動療法」とは，運動耐容能改善や筋力改善を目的として十分な運動強度を負荷した有酸素運動やレジスタンストレーニングを指しており，ベッドサイドからの理学療法や日常生活動作練習などは，急性期で起座呼吸や著明な低心拍出量症候群（low output syndrome；LOS）がなければ病態に応じて主治医と連携をはかったうえで早期から心臓リハビリテーションが開始される場合が多い．具体的には，Nohria分類B（うっ血が主体で低灌流所見を認めない状態）で入院し，利尿薬などに

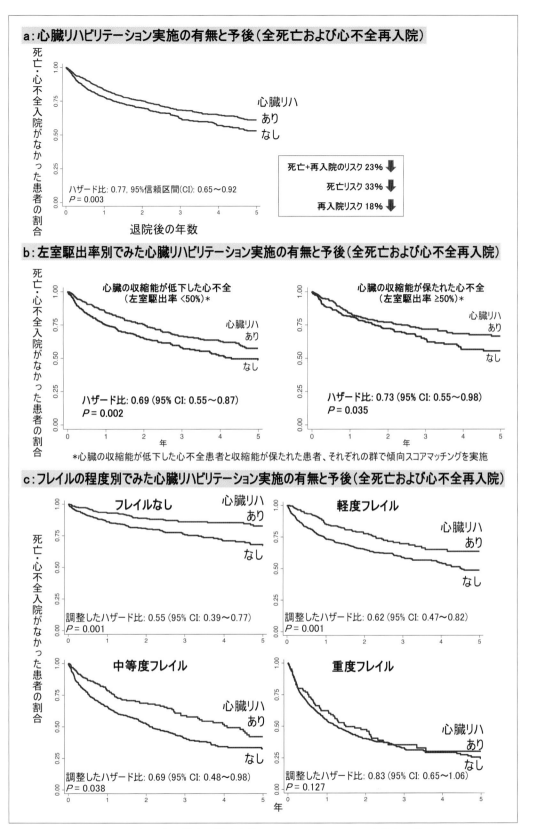

図 1. 心不全に対する外来心臓リハビリテーションの実施と予後

（文献 6 を元に作成）

表 1.
心不全患者に対する運動療法*の禁忌
*：ここに示す「運動療法」とは，運動耐容能改善や筋力改善を目的として十分な運動強度を負荷した有酸素運動やレジスタンストレーニングを指す．

絶対禁忌
過去 3 日以内における自覚症状の増悪
不安定狭心症または閾値の低い心筋虚血
手術適応のある重症弁膜症，特に大動脈弁狭窄症
重症の左室流出路狭窄
未治療の運動誘発性重症不整脈（心室細動，持続性心室頻拍）
活動性の心筋炎
急性全身性疾患または発熱
運動療法が禁忌となるその他の疾患（中等度異常の大動脈瘤，重症高血圧，血栓性静脈炎，2 週間以内の塞栓症，重篤な他臓器障害など）

相対禁忌
NYHA 心機能分類Ⅳ度または静注強心薬投与中
過去 1 週間以内における自覚症状増悪や体重の 2 kg 以上の増加
中等症の左室流出路狭窄
運動誘発性の中等症不整脈（非持続性心室頻拍，頻脈性心房細動など）
高度房室ブロック
運動による自覚症状の悪化（疲労，めまい，発汗多量，呼吸困難など）

（文献 7 より転載）

表 2. 急性期離床プログラム

	Stage 1	Stage 2	Stage 3	Stage 4	Stage 5	Stage 6
許容される安静度	ベッド上安静	端座位	室内自由	トイレ歩行	トイレ歩行	棟内自由
リハビリテーション実施場所	ベッド上	ベッドサイド	ベッドサイド	病棟	病棟（リハビリテーション室）	病棟（リハビリテーション室）
目標座位時間(注)（1 日総時間）	ヘッドアップ	1 時間	2 時間	3 時間	3 時間	3 時間
ステージアップ負荷試験	端座位	歩行テスト（自由速度）10m 歩行	歩行テスト（自由速度）10m 歩行	歩行テスト（自由速度）80m 歩行	歩行テスト（自由速度）80m×2～3 回	6 分間歩行テスト

(注)不必要に安静臥床にしないことが重要である

（文献 7 より転載）

より起座呼吸が早期に改善し利尿が得られている場合は，翌日から徐々に離床や歩行が可能になるケースが多い．

2．急性期心臓リハビリテーションの病棟での進め方

表2に日本心臓リハビリテーション学会が公表している心不全の心臓リハビリテーション標準プログラムで例示されている離床プログラムを提示した．心不全症候の改善が速やかにはかられている場合は，表2のプログラムの stage を飛ばして進行することも十分に可能である．一方で，うっ血の改善に時間を要している患者や，LOS が遷延し，持続的なカテコラミン投与が必要な患者においては，少なくとも心不全が直近数日で増悪傾向でないこと，尿量や血圧などが最低限保たれていることが stage アップの必要条件となる．そのような患者では，個々の症例の病態に応じて主治医と相談してリハビリテーション実施の可否を検討する必要がある．

3．リハビリテーション室での運動療法の進め方

病棟でのステージを完遂した後は，リハビリテーション室などで低強度の有酸素運動や運動機能の回復をはかるファンクショナルトレーニングを開始することが一般的である．有酸素運動の前には，ストレッチ，バランス機能・筋力を徐々に取り戻すためのファンクショナルトレーニングなどを行い，退院に向けて身体機能を徐々に回復させていくようにプログラムを組んでいく．

有酸素運動の処方強度については，入院中の患者では，あまり早期に症候限界性の心肺運動負荷試験によって最適な処方強度を求めても，日々の

表 3. 慢性心不全患者に対する運動プログラム

構　成	レジスタンストレーニング
運動前のウォームアップと運動後のクールダウンを含み，有酸素運動とレジスタンス運動から構成される運動プログラム	・様式：ゴムバンド，足首や手首への重錘，ダンベル，フリーウエイト，プーリー，ウエイトマシンなど ・頻度：2～3 回／週 ・強度：低強度から中等強度 　→上肢運動は 1 RM の 30～40%，下肢運動では 50～60%，1 セット 10～15 回反復できる負荷量で Borg 指数 13 以下 ・持続時間：10～15 回を 1～3 セット
有酸素運動	**運動負荷量が過大であることを示唆する指標**
心肺運動負荷試験の結果に基づき有酸素運動の頻度，強度，持続時間，様式を処方し，実施する． ・様式：歩行，自転車エルゴメータ，トレッドミルなど ・頻度：週 3～5 回（重症例では週 3 回程度） ・強度：最高酸素摂取量の 40～60%，心拍予備能の 30～50%，最高心拍数の 50～70%，または嫌気性代謝閾値の心拍数 　→2～3 か月以上心不全の増悪がなく安定していて，上記の強度の運動療法を安全に実施できる低リスク患者においては，監視下で，より高強度の処方も考慮する（例；最高酸素摂取量の 60～80%相当，または高強度インターバルトレーニングなど） ・持続時間：5～10 分×1 日 2 回程度から開始し，20～30 分／日へ徐々に増加させる．心不全の増悪に注意する． 心肺運動負荷試験が実施できない場合 ・強度：Borg 指数 11～13，心拍数 安静座位時＋20～30 拍程度でかつ運動時の心拍数が 120 拍／分以下 ・様式，頻度，持続時間は心肺運動負荷試験の結果に基づいて運動処方する場合と同じ	・体液量貯留を疑う 3 日間（直ちに対応）および 7 日間（監視強化）で 2 kg 以上の体重増加 ・運動強度の漸増にもかかわらず収縮期血圧が 20 mmHg 以上も低下し，末梢冷感などの末梢循環不良の症状や徴候を伴う ・同一運動強度での胸部自覚症状の増悪 ・同一運動強度での 10 bpm 以上の心拍数上昇または 2 段階以上の Borg 指数の上昇 ・経皮的動脈血酸素飽和度が 90%未満へ低下，または安静時から 5%以上の低下 ・心電図上，新たな不整脈の出現や 1 mm 以上の ST 低下
	注意事項
	・原則として開始初期は監視型，安定期では監視型と非監視型（在宅運動療法）との併用とする． ・経過中は，常に自覚症状，体重，血中 BNP または NT-ProBNP の変化に留意する． ・定期的に症候限界性運動負荷試験等を実施して運動耐容能を評価して，運動処方を見直す． ・運動に影響する併存疾患（整形疾患，末梢動脈疾患，脳血管・神経疾患，肺疾患，腎疾患，精神疾患など）の新規出現の有無，治療内容の変更の有無を確認する．

RM（repetition maximum）：最大反復回数

（文献 7 より転載）

心不全治療によって状態が変化するため，ある程度安定した後に行うのが望ましい．よって，運動開始初期は Borg 指数，運動に対する血圧，心拍数の反応，その他の他覚的な身体所見で運動時間や強度を漸増していくことが実際的である．**表 3** に運動処方の実際について，心肺運動負荷試験が行える場合とそうでない場合に分けて目安を提示した．

　重要なことは，**表 3** にも示しているとおり，心不全の再増悪には常に気を配り，運動負荷量が過大であることを示す所見がないかを確認しながら漸増していくことが重要である．

4．退院後初期の心臓リハビリテーションの注意点

　退院後早期，特に 3 か月以内は心不全の再増悪による入院が多い時期である．その理由として，

入院中の食事や薬物療法の厳格な管理が行われているときと異なり，外来でこれらのことを自己管理しなければならないからであり，その成否によって重症例では退院後数日で再入院となるケースも稀ではない．よって，心臓リハビリテーションでの介入イメージとしては，包括的な管理が可能な入院中は，むしろやや積極的に負荷を漸増し介入していくのに対し，外来初期は自宅での運動はむしろ控えめにし，経過の中で心不全症候や BNP が増悪傾向でないことを確認しながら漸増していく．その際に，入院中から身体活動量を定量的に測定しておくと，退院後の身体活動量を具体的な数値で提示しながら指導することができるため有用である．心不全患者に対して一様に 8,000 歩や 1 万歩など，運動耐容能を無視して一般的な運動量を指導することは難しく，患者の運

動耐容能や心不全の重症度，入院中の身体活動量の経過から退院後の身体活動量を提案すると実現可能な目標となりやすい．筆者らは，退院後初期の2週間程度の身体活動量は，入院中と同等か，重症患者では8割程度とし，退院後早期の心不全増悪がないことを確認しながら漸増している．

5．安定期の心臓リハビリテーション

エビデンスに裏打ちされた心臓リハビリテーションの展開が重要である．監視型と非監視型運動療法を組み合わせながら，心肺運動負荷試験に基づく有酸素運動，レジスタンストレーニングなどを実施する（表3）．アウトカムとしては，運動耐容能，筋力，カンザス市心筋症スコアなどのQOL指標を2〜3か月に1回の頻度で評価し，効果判定を行う．診療報酬上では，心大血管疾患のリハビリテーションを算定し始めて150日間が標準的なリハビリテーションの実施期間となっているが，イタリアからの10年間に及ぶ長期的な介入試験においては，心不全に対する心臓リハビリテーションは長期的に行えば行うほど効果が高いと報告されている[8]．心不全という極めて重篤で予後不良な疾病の管理を高齢者が家庭で自己管理することは極めて難しく，長期的に伴走してくれる疾病管理チームが必要である．心臓リハビリテーションに求められる最大の役割がここにあると言っても過言ではない．整形外科疾患の術後リハビリテーションのように一方的な改善を見込んだ短期的リハビリテーションではなく，増悪を回避するためのケアを長期的に行っていくことが心不全の心臓リハビリテーションでは極めて重要である．

文　献

1) Kamiya K, et al：Nationwide Survey of Multidisciplinary Care and Cardiac Rehabilitation for Patients With Heart Failure in Japan- An Analysis of the AMED-CHF Study. *Circ J*, **83**：1546-1552, 2019.

Summary 本邦の心不全患者に対して外来の心臓リハビリテーション実施率がわずか7%であるという実態を報告した研究．心不全の心臓リハビリテーション実施に関する実態調査は世界的にも未だ報告が少ない．

2) Ponikowski P, et al：2016 ESC Guidelines for the diagnosis and treatment of acute and chronic heart failure：The Task Force for the diagnosis and treatment of acute and chronic heart failure of the European Society of Cardiology（ESC）. Developed with the special contribution of the Heart Failure Association（HFA）of the ESC. *Eur J Heart Fail*, **18**：891-975, 2016.

3) 筒井裕之（班長）：急性・慢性心不全診療ガイドライン（2017年改訂版）．日本循環器学会/日本心不全学会合同ガイドライン，2018.

4) Long L, et al：Exercise-based cardiac rehabilitation for adults with heart failure. *Cochrane Database Syst Rev*, **1**：CD003331, 2019.

Summary Taylorらの心臓リハビリテーション関連のコクランレビューは必読．

5) Pandey A, et al：Exercise training in patients with heart failure and preserved ejection fraction：meta-analysis of randomized control trials. *Circ Heart Fail*, **8**：33-40, 2015.

6) Kamiya K, et al：Multidisciplinary Cardiac Rehabilitation and Long-Term Prognosis in Patients With Heart Failure. *Circ Heart Fail*, Circheartfailure119006798, 2020.

Summary AMED心臓リハビリテーション研究（班長 磯部光章，榊原記念病院院長）からの心臓リハビリテーションの実施と長期予後に関する研究報告．心臓リハビリテーションの効果に関して，アジア人，フレイル，HFpEFなど我々のリアルワールドで頻繁に遭遇する対象者においては今までほとんど報告がなかったが，これらの対象者においても心臓リハビリテーションの有用性を示した報告．

7) 牧田 茂，安 隆則（班長）：心血管疾患におけるリハビリテーションに関するガイドライン（2021年改訂版）．日本循環器学会/日本心臓リハビリテーション学会合同ガイドライン，2021.

8) Belardinelli R, et al：10-year exercise training in chronic heart failure：a randomized controlled trial. *J Am Coll Cardiol*, **60**：1521-1528, 2012.

MB Med Reha **No.262**：**19-28**, 2021

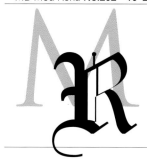

特集／超実践！心臓リハビリテーション治療
―初心者からエキスパートまで―

心臓血管外科手術後の心臓リハビリテーション治療

森嶋素子[*1]　石井庸介[*2]

Abstract　手術成績の向上や低侵襲化により，超高齢者や合併症を持つ重症の心臓大血管手術症例が増加している．術後の心臓リハビリテーションにおいて，急性期には可能な限り早期離床をはかることが重要である．また，離床後の回復期心臓リハビリテーションでは，個々の患者の状況を包括的に評価し，個別の対応や患者指導を行うことが望ましい．リハビリテーションの質の向上のためには，患者を中心とした多職種における緊密な連携によるチーム医療体制が重要である．本稿では，心臓大血管手術後の心臓リハビリテーションの要点を述べたうえで，当院での実践例も踏まえて解説する．

Key words　心臓手術(cardiac surgery)，心臓リハビリテーション(cardiac rehabilitation)，チーム医療(team medical care)，急性期(acute phase)，早期離床(early mobilization)

はじめに

　医療の進歩による手術の低侵襲化，手術成績の向上により，超高齢者や合併症を有するハイリスク症例への手術適応が拡大している．高齢患者では，フレイルやサルコペニアを呈する患者も少なくなく，このような患者では，術後の日常生活動作(activity of daily livings；ADL)の再獲得に時間を要し，自宅退院が困難となることもある．また，術後の過度な安静は呼吸器合併症や廃用症候群を招き，その影響は認知機能低下にも及ぶ．術後の心臓リハビリテーションは，早期回復，早期退院に寄与するだけではなく，運動耐容能の改善，精神的効果やquality of life(QOL)の改善などその効果は多岐にわたる．術後心臓リハビリテーションの流れと要点を以下に述べる．

術後急性期の集中治療室(ICU)での心臓リハビリテーション

　術後急性期の心臓リハビリテーションは，早期離床や合併症予防を目標として行われる．2017年に日本集中治療医学会から発表された「集中治療における早期リハビリテーション―根拠に基づくエキスパートコンセンサス―」[1]では，「早期離床や早期からの積極的な運動の開始基準」を提案している(**表1**)．同時に，早期リハビリテーションを安全に施行するために中止基準も示されている(**表2**)．急性期リハビリテーションは，適切な医学的管理のもとで，重篤な合併症なく実施できることが報告されている[2)3)]．

1. ICUでのリハビリテーションの実際

　理学療法士が中心となり，看護師と連携し離床を開始する．当院では，毎朝，ICUでの多職種ミーティングにて，術後患者の離床開始の可否やリハビリテーションの進行状況を確認している．

[*1] Motoko MORISHIMA，〒113-8603　東京都文京区千駄木1-1-5　日本医科大学心臓血管外科，助教
[*2] Yosuke ISHII，同大学大学院心臓血管外科，教授

表 1. 早期離床の開始基準

	指　標	基準値
意　識	Richmond Agitation Sedation Scale(RASS)	−2≦RASS≦1 30 分以内に鎮静が必要であった不穏はない
疼　痛	自己申告可能な場合 numeric rating scale(NRS)もしくは visual analogue scale(VAS)	NRS≦3　もしくは　VAS≦3
	自己申告不能な場合 behavioral pain scale(BPS)もしくは Critical-Care Pain Observation Tool(CPOT)	BPS≦5　もしくは　CPOT≦2
呼　吸	呼吸回数	<35/min が一定時間持続
	酸素飽和度(SaO$_2$)	≧90％が一定時間持続
	吸入酸素濃度(FiO$_2$)	<0.6
人工呼吸器	呼気終末陽圧(PEEP)	<10 cmH$_2$O
循　環	心拍数(HR)	HR：≧50/min もしくは≦120/minが一定時間持続
	不整脈	新たな重症不整脈の出現がない
	虚血	新たな心筋虚血を示唆する心電図変化がない
	平均血圧(MAP)	≧65 mmHg が一定時間持続
	ドパミンやノルアドレナリン投与量	24 時間以内に増量がない
その他	• ショックに対する治療が施され，病態が安定している • SAT ならびに SBT が行われている • 出血傾向がない • 動くときに危険となるラインがない • 頭蓋内圧(intracranial pressure；ICP)<20 cmH$_2$O • 患者または患者家族の同意がある	

元の血圧を加味すること．各数字については経験論的なところもあるのでさらに議論が必要である．

（文献 1 より引用）

通常は術後第 1 病日から離床を開始する．ベッド上で関節可動域訓練や筋力訓練，呼吸リハビリテーションから開始し，離床に際しては適宜バイタルサインや自覚症状の変化を確認し，ギャッジアップから端座位訓練・立位訓練と段階を踏んで進めていく．順調であれば第 2 病日にベッドサイドで歩行訓練を行い，一般病棟への移動を検討する．日本循環器学会の「心血管疾患におけるリハビリテーションに関するガイドライン(2012 年改訂版)」[4)]をもとに作成した当院の術後心臓リハビリテーションの進行表を示す(**表 3**)．進行表はあくまでも目安であり，症例に応じて行っている．ステップアップの判定基準は前述の日本循環器学会のガイドライン[4)]に示されている基準を用いている(**表 4**)．

2．心臓血管外科術後患者の特徴

1）胸骨正中切開後

胸骨正中切開(**図 1-a**)による心臓大血管手術後

の患者は，物理的・心理的に胸郭運動が制限され，創部の痛みも加わり呼吸機能が低下する．術後 1 日目の平均肺活量は手術前の約 48.0％に低下し，術後 1 週間でも手術前の 72.1％程度しか回復しないという報告もある[5)]．「胸帯」は，術後慣例的によく用いられているが，諸外国では使用されておらず，胸骨切開や開胸後に使用する利点に関する報告は全くない．胸帯使用により，胸郭コンプライアンスは減少し，肺活量や 1 秒量が減少する[5)]．開胸に伴う肋骨骨折や胸骨骨折，胸骨ワイヤーの断裂などがあった場合を除き，積極的使用は推奨されない．近年では，胸骨に負担のかかる体動や咳をするときだけに用手的に胸郭の運動を制限する sternal support harness(胸骨補助帯)(**図 2**)が用いられることも多い[6)]．胸骨正中切開後 5〜8 週間は，上肢挙上時の負荷は約 3.5 kg 以下にとどめることが推奨されている[7)]．

近年，胸骨正中切開を使用しない小肋間開胸手

表 2. ICU での早期離床の中止基準

カテゴリー	項目・指標	判定基準値あるいは状態	備 考
全体像神経系	反応	明らかな反応不良状態の出現	呼びかけに対して傾眠,混迷の状態
	表情	苦悶表情,顔面蒼白・チアノーゼの出現	
	意識	軽度以上の意識障害の出現	
	不穏	危険行動の出現	
	四肢の随意性	四肢脱力の出現	
		急速な介助量の増大	
	姿勢調節	姿勢保持不能状態の出現	
		転倒	
自覚症状	呼吸困難	突然の呼吸困難の訴え	気胸,肺血栓塞栓症
		努力呼吸の出現	修正 Borg Scale 5〜8
	疲労感	耐えがたい疲労感	
		患者が中止を希望	
		苦痛の訴え	
呼吸器系	呼吸数	<5/min または>40/min	一過性の場合は除く
	SpO_2	<88%	
	呼吸パターン	突然の吸気あるいは呼気努力の出現	聴診など気道閉塞の所見も併せて評価
	人工呼吸器	不同調	
		バッキング	
循環器系	HR(心拍数)	運動開始後の心拍数減少や徐脈の出現	一過性の場合を除く
		<40/min または>130/min	
	心電図所見	新たに生じた調律異常	
		心筋虚血の疑い	
	血圧	収縮期血圧>180 mmHg	
		収縮期または拡張期血圧の 20%低下	
		平均動脈圧<65 mmHg	
		または>110 mmHg	
デバイス	人工気道の状態	抜去の危険性(あるいは抜去)	
	経鼻胃チューブ		
	中心静脈カテーテル		
	胸腔ドレーン		
	創部ドレーン		
	膀胱カテーテル		
その他	患者の拒否		
	中止の訴え		
	活動性出血の示唆	ドレーン排液の性状	
	術創の状態	創部離開のリスク	

介入の完全中止あるいは,いったん中止して経過を観察,再開するかは患者状態から検討,判断する.

(文献 1 より引用)

表 3. 心臓大血管手術後リハビリテーションプロトコール

ステージ	実施日	実施場所	安静度	リハビリテーション内容
0	手術当日	ICU	ベッド上	手足の自動運動,呼吸訓練
I	術後 1 日目	ICU	車椅子移乗可	端座位・立位・足踏み
II	術後 2 日目	ICU・一般病棟	車椅子移乗可	立位・ベッドサイド歩行
III	術後 3〜4 日目	一般病棟	病棟内歩行	室内歩行〜100 m 歩行
IV-1	術後 5〜7 日目頃	一般病棟・心臓リハビリテーション室	病棟内歩行	100〜200 m 歩行
IV-2	術後 7〜10 日目頃	心臓リハビリテーション室	院内歩行	エルゴメーター
V	術後 8 日目〜退院	心臓リハビリテーション室	院内歩行	エルゴメーター

(日本医科大学付属病院)

表 4. ステップアップの基準

1. 胸痛，強い息切れ，強い疲労感（Borg 指数＞13），めまい，ふらつき，下肢痛がない
2. 他覚的にチアノーゼ，顔面蒼白，冷汗が認められない
3. 頻呼吸（30 回/分以上）を認めない
4. 運動による不整脈の増加や心房細動へのリズム変化がない
5. 運動による虚血性心電図変化がない
6. 運動による過度の血圧変化がない
7. 運動で心拍数が 30 bpm 以上増加しない
8. 運動により酸素飽和度が 90%以下に低下しない

（文献 4 より引用）

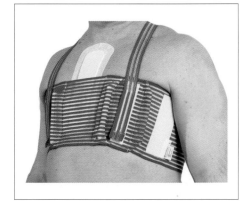

図 2. 胸骨補助帯の例

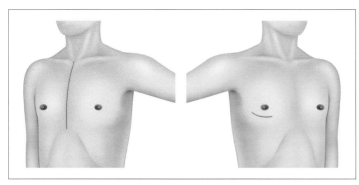

a：胸骨正中切開 b：右小肋間開胸

図 1. 術後創部

術（minimally invasive cardiac surgery；MICS）の症例も，増加傾向である 2010 年代はじめより，僧帽弁弁膜症，心房中隔欠損症，左房粘液腫などに対して右小肋間開胸（**図 1-b**）での手術が導入され，施行施設は徐々に増加し，標準的手技として確立されつつある．大腿動静脈からの送血，限定された視野，また内視鏡使用などの技術的制約があり，体外循環時間，心筋虚血時間は従来の胸骨正中切開手術に比べ長くなることがあるが，胸骨切開がないため，術後の疼痛は少ない．当院では，閉胸時に肋間から傍脊椎腔に 18G の神経ブロックカテーテルを留置し，局所麻酔薬を簡易型 PCA（patient-controlled analgesia）ポンプで持続注入し，鎮痛管理を行っている[8]．術後の鎮痛に有用なだけではなく，早期抜管や ICU 滞在期間の短縮なども報告されており[9]，術後の早期回復において優れた方法である．

2）ドレーンの留置

心嚢横隔膜面と胸骨下の前縦隔にそれぞれ留置

するが，内胸動脈剥離時などで開胸となった場合は胸腔ドレーンも追加で留置する．いずれも閉鎖式で低圧持続吸引を行う．各ドレーンの挿入部位と先端の位置を把握しておくことが重要であり，特にドレーン排液量が多いときには，どこからの排液が多いのか，性状は血性かどうかなどに注意する．皮下脂肪の厚い症例などでは正中創や下肢の静脈グラフト採取部の皮下にドレーンを留置する場合もある．

3）ペーシングワイヤーの留置

通常，右房と右室に 1 本ずつ一時的ペーシングワイヤーが縫着されている．術直後は体外式ペースメーカーによるペーシングを行うことも多いが，自己脈が安定し，循環動態も落ち着いていれば終了する．リハビリテーション開始時には，体外式ペースメーカーが使用されているか，ペースメーカーの使用目的は何か，設定条件や自己脈の状況などを知っておく必要がある．トラブルなどで外れた場合に備えて，自己脈があるのかどうか

の情報は重要である.

4）嚥下障害

心臓外科手術後の嚥下障害の発生頻度は明らかではないが，人工呼吸器離脱後の摂食嚥下障害についての報告は多い．嚥下障害の原因としては，反回神経麻痺や気管チューブによる圧迫による舌・中蓋・喉頭・声帯の浮腫・潰瘍形成などがある．また，挿管中の鎮静や安静による摂食・嚥下器官の廃用も一因とされる.

5）術後心房細動

術後心房細動は，術後第2病日に発症することが最も多く，一般的には術後3週間程度で洞調律に復帰することが知られている[10]．また，発症率は，冠動脈バイパス術後では25～35%，弁膜症術後で60～70%という報告もある[10][11]．術後の血中カテコラミン増加，炎症，心房の伸展，電解質異常など様々な要因が関与する[10]．術後心房細動の発症により，周術期脳梗塞の発症率は3倍に増加し，ICU滞在日数や入院期間が延長することが知られている[12]．治療法は，頻脈に対する心拍数コントロールおよび脳梗塞予防のための抗凝固療法が基本である．心臓手術後に新規に発症した心房細動は，発作性で自然に洞調律に復帰することが多いが，低心機能症例では血行動態の破綻を招くことがあり注意が必要である[13]．立位を取っただけでも心拍数の増加や血圧の低下が顕著であれば，その日の運動療法の中止を検討する．心房細動時の適切な運動強度の決定は，運動時の心拍数の上昇幅が大きいことや，症例ごとに上昇の程度が異なるため困難であることが多い．このため軽い負荷から開始し，自覚症状，血圧，酸素飽和度などを測定し，徐々に負荷量を上げていく.

3．術後早期リハビリテーションの主な効果
1）退院時のADLの改善

ICUでの早期からの積極的な運動は，退院時の機能的自立度やADLの再獲得につながる身体機能を改善させることが報告されている[14][15]．挿管下人工呼吸患者の歩行練習を含めた運動療法については，安全に施行可能であることは示されてい

るが，有効性については未だ不明な点が多い[16]．歩行能力を改善する可能性があることは示されている[17].

2）ICU滞在期間，在院期間の短縮

早期からの積極的運動はICU滞在期間や在院期間を短縮できる可能性があることが示されている[18].

3）せん妄の改善

ICUでの不穏・せん妄は，術後管理を困難にし，ICU滞在の長期化，人工呼吸器管理の長期化など離床や回復をさらに遅らせることが知られている[19]．心臓手術患者においては，約40%の患者で術後せん妄が生じるという報告がある[20]．それに対して早期リハビリテーションはせん妄の発症率低下，罹患期間短縮に有効であることが示されている[21].

4）呼吸器合併症の予防

ICUにおける肺炎や無気肺などの呼吸器合併症の予防には，人工呼吸管理中の半座位や腹臥位，側臥位への体位変換，早期離床の有用性が示されている[22].

術式別の術後心臓リハビリテーションのポイント

1．冠動脈バイパス術後

冠動脈バイパス術（coronary artery bypass grafting；CABG）後患者に対する心臓リハビリテーションは，自覚症状と運動耐容能の改善および冠危険因子の是正に有効である（クラスI，エビデンスレベルA）[4]．また，運動療法はバイパスグラフト開存率を改善するという報告もある[4].

人工心肺を使わず，心拍動下でバイパスを行う心拍動下冠動脈バイパス術（off-pump coronary artery bypass grafting；OPCAB）では，人工心肺を使って心停止の状態で行うon-pump手術に比べ，術後の運動耐容能の低下が少なく，術後回復も早いことがわかっている[23].

CABG術後患者の発病から手術までの罹病期間は，弁膜症患者に比べて短く，術前の運動能は比較的保たれていることが多い．術後のリハビリ

テーションを行ううえで，完全血行再建が行われているかどうかを確認することが重要である．完全血行再建がなされていれば，段階的な運動強度増加を行い，虚血による心電図変化や症状などの出現がないことを確認しつつリハビリテーションを進めていく．冠動脈に残存狭窄がある場合，今後の治療予定の有無を確認する．経皮的冠動脈インターベンション（percutaneous coronary intervention；PCI）が予定されていれば治療まで，運動負荷による虚血所見がない安全な活動範囲でリハビリテーションを行う．当院では，CABG 術後患者に外来で薬剤負荷心筋 SPECT を施行し，残存虚血がないことを確認している[24]．万が一，虚血の残存が認められた場合には，虚血の出現がない負荷で止めるよう留意して行うことができるため，外来での心臓リハビリテーションに際しても非常に有用な検査である．

また，CABG ではグラフトとして内胸動脈，橈骨動脈，胃大網動脈，大伏在静脈を使用する．大伏在静脈採取後の下肢は，浮腫が起こりやすく，その予防として下肢運動を積極的に行う．

2．弁膜症術後

弁膜症術後患者においても心臓リハビリテーションは，自覚症状および運動耐容能を改善する（クラス I，エビデンスレベル A）[4]．弁膜症疾患術後患者は術前の罹病期間が比較的長いため，原疾患による心不全症状だけでなく，長期間の低運動状態による deconditioning（デコンディショニング）が加わり，骨格筋力や運動能力が低下している．しかし術後には血行動態が改善するため，積極的なリハビリテーションを実施することでデコンディショニングを再調節するだけでなく，QOL の改善が見込める．疾患別の留意点を以下に述べる．

1）大動脈弁狭窄症術後

弁置換術後には後負荷が急激に減少する．このため，左室系の狭小化や頻脈がみられることがある．適切な容量負荷による左室内 volume の維持と少量のカテコラミンの使用による末梢血管抵抗の維持が重要である．β遮断薬がよく用いられるが，運動処方の際には投薬内容による心拍数の変化を十分考慮する．

2）大動脈弁閉鎖不全症術後

左心室の拡張期の容量負荷がなくなるため，左室拡張期容量は減少する．しかし，収縮期容量は不変のため，手術直後は左室駆出率は減少する．左室拡大が著しく左室駆出率が低下している症例の術後リハビリテーションには注意を要する．

3）僧帽弁閉鎖不全症術後

手術直後の左室駆出率は術前より 10% 前後低下することが多いが，この心機能の低下は運動中止基準にはならない．術前は後負荷が軽減している状態で，見かけ上の心機能は良好である．しかし，手術で逆流がなくなると後負荷が増大し，術前よりも低下した本来の左心機能となるためである．

3．大血管疾患手術後

大血管疾患手術後のリハビリテーションについては，心臓手術後に比べてエビデンスが乏しいのが現状である．大血管疾患術後のリハビリテーションの目的は廃用症候群の予防および回復であり，術後リハビリテーションの効果として，身体機能の改善により在院日数の短縮や早期離床による術後合併症（感染，肺炎，胸水貯留，せん妄など）の発生率低下が報告されている[25]．日本循環器学会の「大動脈瘤・大動脈解離診療ガイドライン（2020 年改訂版）」に大血管疾患術後リハビリテーションの開始基準と中止基準（表5）が示されており，これに基づいてリハビリテーションを施行する．以下に病態，治療法別の留意点を述べる．

1）大動脈解離手術後

A 型解離に対する外科手術の多くが緊急手術であること，また解離の及ぶ範囲により術後の全身状態や離床時のリスクが大きく異なるため，離床の開始時期についても一定の基準は設けられていない．前述のガイドラインにおいても，治療経過や全身状態に応じて個別的に判断することが望ましいとされている．A 型解離術後は解離病変が残

表 5. 大血管疾患術後リハビリテーションの開始基準（a）と
中止基準（b）

a：大血管疾患術後リハビリテーションの開始基準

以下の内容が否定されれば離床を開始できる

1. 低（心）拍出量症候群（LOS）により，
   ① 人工呼吸器，IABP，PCPS などの生命維持装置が装着されている
   ② ノルアドレナリンやカテコラミン製剤などの強心薬が大量に投与
      されている
   ③ （強心薬を投与しても）収縮期血圧が 80〜90 mmHg 以下
   ④ 四肢冷感，チアノーゼを認める
   ⑤ 代謝性アシドーシス
   ⑥ 尿量：時間尿が 0.5〜1.0 ml/kg/h 以下が 2 時間以上続いている
2. スワン・ガンツカテーテルが挿入されている
3. 安静時心拍数が 120/min 以上
4. 血圧が不安定（体位交換だけで低血圧症状が出る）
5. 血行動態の安定しない不整脈（新たに発生した心房細動，Lown Ⅳb 以
   上の心室期外収縮）
6. 安静時に呼吸困難や頻呼吸（呼吸回数 30 回/min 未満）
7. 術後出血傾向が続いている

IABP：大動脈内バルーンパンピング，PCPS：経皮的心肺補助

b：大血管疾患術後リハビリテーションの中止基準

1. 炎症
   ・発熱 37.5℃以上
   ・炎症所見（CRP の急性増悪期）
2. 循環動態
   ・新たな重症不整脈の出現
   ・頻脈性心房細動の場合は医師と相談する
   ・安静時収縮期血圧 130 mmHg 以上
   ・離床時の収縮期血圧 30 mmHg 以上の低下
   ・新たな虚血性心電図変化：心拍数 120/min 以上
3. 貧血
   ・Hb 8.0 g/dl 以下への急性増悪
   ・無輸血手術の場合は Hb 7.0 g/dl 台であれば医師に相談
4. 呼吸状態
   ・SpO_2の低下（酸素吸入中も 92%以下，運動誘発性にSpO_2が 4%以上
     低下）
   ・呼吸回数　40 回以上
5. 意識状態
   ・意識・鎮静レベルが RASS≦−3
   ・鎮静薬の増量，新規投与が必要な RASS＞2
   ・労作時の呼吸困難：患者の拒否

RASS：Richmond Agitation Sedation Scale

（文献 26 より引用）

存（残存解離）していることが多いが，そのリハビ
リテーションについても定められた基準はなく，
施設ごとに制限を設けて行っているのが現状であ
る．術後慢性期には 3〜5 METs の有酸素運動を 1
日 30 分程度（150 分/週）を目安に行うことが推奨
されている[26]．また，努責を伴った高強度の身体
負荷や息が切れる程度（6 METs 以上）の有酸素運
動，いきみを伴う排便などは避けるべきであると

されている[26]．

2）胸部大動脈瘤手術後

a）人工血管置換術後：術後リハビリテーショ
ンに影響を及ぼす術後合併症として，上行・弓部
大動脈置換術では脳梗塞や嚥下障害，下行・胸腹
部大動脈置換術では虚血性脊髄障害による対麻
痺，胸水や無気肺による呼吸障害がある．弓部大
動脈置換手術では，操作部位が左反回神経の走行

付近のため，左反回神経麻痺に起因する声帯の閉鎖不全による嚥下障害出現のリスクがある．喉頭内視鏡での声帯の所見により診断されるが，左反回神経麻痺であっても，手術による軽度な損傷や炎症・腫脹・浮腫によるものであれば，発声や嚥下練習の効果が期待できる．

術後対麻痺のハイリスク症例に対しては，脊髄ドレナージを含めた予防措置を行う．血圧低下による虚血性脊髄障害の誘発・悪化が懸念されるため，術後も高めの目標血圧設定が必要になる．脊髄ドレナージ挿入中はベッド上安静のため，ドレナージ抜去後に立位からリハビリテーションを開始する．その際も，血圧低下や対麻痺の出現，低髄圧症候群の発症に注意が必要である．術後に対麻痺などの虚血性脊髄障害を発症した場合には，その障害の程度に応じた専門のリハビリテーションプログラムが必要であり，専門施設で早期リハビリテーションを行うことが望ましい．完全対麻痺の場合は座位の保持が困難となるため，患者はベッド上生活となる．褥瘡の発生を予防するための定期的な体位変換や膀胱直腸障害による排尿・排便への対応が必要になる．不全対麻痺の症例では残存機能の保持・改善のため，発症早期からの理学療法開始が重要である．

b）ステントグラフト治療後：胸部大動脈瘤に対するステントグラフト治療（thoracic endovascular aortic repair；TEVAR）では通常，術創が鼠径部であるため，手術翌日からADL維持のため積極的にリハビリテーションを行う．人工血管置換術と同様に，対麻痺発症のリスクが高い症例では，脊髄ドレナージによる予防措置や高めの目標血圧設定が必要となる．

3）腹部大動脈瘤手術後

a）人工血管置換術後：腹部大動脈瘤の人工血管置換術後早期からのリハビリテーションは，腸閉塞のリスクを減らし，食事摂取を促し，創部の治癒，在院日数の短縮，呼吸器合併症の減少といった効果があるとの報告がある[26]．

b）ステントグラフト治療後：腹部大動脈瘤に対するステントグラフト治療（endovascular aortic repair；EVAR）の手術創は通常鼠径部のみであり，手術翌日からADL維持のため積極的にリハビリテーションを行う．

a，bともに手術時に内腸骨動脈を閉塞させる術式の場合は，術後に殿筋跛行症状（歩行時などの殿部の痛み，だるさ）を生じることがあり注意を要する．

一般病棟，心臓リハビリテーション室での心臓リハビリテーション

我が国での調査では術後平均4日程度で自立歩行が可能になると報告されている[27]が，人工心肺を使用しない冠動脈バイパス手術などではさらに早く自立歩行が実施されていることが多い．ICUから転出しADL低下が残存する患者は理学療法を継続するが，歩行が可能な患者は心臓リハビリテーション室でのエルゴメータを用いた有酸素運動療法に移行する．低強度から開始しBorg法やKarvonen法を目安に嫌気代謝閾値（anaerobic threshold；AT）を目標として負荷を漸増していく．また症例に応じて心肺運動負荷試験（cardiopulmonary exercise test；CPX）を施行し，正確なATに加え最高酸素摂取量（peak VO$_2$）などを測定して至適運動処方を決定する．そしてCPXの結果をもとに日常生活の運動やスポーツの実践に対して具体的な指導も行う．さらに，多職種による患者教育も心臓リハビリテーションの重要な役割である．心疾患の病態や，食事療法と禁煙指導を含めた日常生活に加え薬剤指導や各種検査内容について集団講義を行うことで患者自身の疾病の理解を深め，再発予防・新規発症予防につなげている．

退院後心臓リハビリテーション

退院後，通院での心臓リハビリテーション継続が可能である．我が国では，開心術後5か月間（150日間）の心臓リハビリテーションが保険適用となっている．短縮された入院期間では患者教育

などに十分な時間をとることは難しくなっており，外来リハビリテーションの重要性が増している．退院後の外来心臓リハビリテーションが，冠動脈疾患患者の二次予防目標達成や慢性心不全患者のQOL向上・運動耐容能改善・再入院予防に有用であることはすでに知られており，米国心臓病学会（ACCF/AHA）の二次予防ガイドラインでは，すべてのCABG術後患者は外来心臓リハビリテーションを行うべきであると強調されている[28]．また，超高齢社会における心臓手術の治療目標は，生存率改善のみでなく，再入院防止，運動耐容能向上，QOL改善である．併存疾患を含めた全身的な疾病管理，フレイルを予防する運動療法が重要であり，これを包括的に達成できる場として外来心臓リハビリテーションの役割は大きいと考えられる．

おわりに

心臓血管外科手術後の心臓リハビリテーションは，心臓血管外科医，循環器内科医，理学療法士，臨床検査技師，栄養士，心臓リハビリテーション専従の看護師，集中治療室の看護師，一般病棟の看護師を含む多職種にわたるチーム医療で行われる．当院では，多職種での心臓リハビリテーションカンファレンスを週に1回行っている．また，ICUでの運動療法は，毎日の多職種カンファレンスにおいて進行状況と到達目標を協議し，そのうえで理学療法士を中心に行っている．術前から退院時まで，患者状態を共通認識できるよう，多職種による緊密な連携が重要である．

謝 辞

本執筆にあたり，ご助言をいただいた当院循環器内科 高圓雅博先生，理学療法士 吉澤剛幸氏にこの場をお借りして感謝申し上げます．

文 献

1) 日本集中治療医学会早期リハビリテーション検討委員会：集中治療における早期リハビリテーション〜根拠に基づくエキスパートコンセンサス〜．日集中医誌，**24**：255-303，2017．
Summary 集中治療室における早期離床に関するエビデンス，安全性についてまとめられている．

2) Li Z, et al：Active Mobilization for Mechanically Ventilated Patients：A Systematic Review. *Arch Phys Med Rehabili*, **94**：551-561, 2013.

3) Cameron S, et al：Early mobilization in the critical care unit：A review of adult and pediatric literature. *J Crit Care*, **30**：664-672, 2015.

4) 野原隆司（班長）：心血管疾患におけるリハビリテーションに関するガイドライン（2012年改訂版）．循環器病の診断と治療に関するガイドライン（2011年度合同研究班報告），2012．［web公開のみ］

5) 諸冨伸夫ほか：心臓手術患者の胸帯使用による呼吸機能への影響について．心臓リハ，**11 Supple**：S70（B），2006．

6) 豊島有紀ほか：開心術後の患者に対するHeart Huggerの使用経験．日集中医誌，**13 Supple**：278，2006．

7) 日本体力医学会体力科学編集委員会（監訳）：心疾患患者の運動処方，運動処方の指針．運動負荷試験と運動プログラム，原著第8版，pp.214-231，南江堂，2011．

8) Suzuki K, et al：The effect of continuous field block through intercostal muscles after atrial septal defect closure via a mini-right thoracotomy in pediatric patients. *J Nippon Med Sch*, 2020. ［Epub ahead of print］doi：10.1272/jnms.JNMS.2021_88-507. PMID：33250477

9) Zhan Y, et al：Effect of intercostal nerve block combined with general anesthesia on the stress response in patients undergoing minimally invasive mitral valve surgery. *Exp Ther Med*, **14**（4）：3259-3264, 2017.

10) Ishii Y, et al：Inflammation of atrium after cardiac surgery is associated with inhomogeneity of atrial conduction and atrial fibrillation. *Circulation*, **111**：2881-2888, 2005.

11) Maisel W, et al：Atrial fibrillation after cardiac surgery. *Ann Intern Med*, **135**：1061-1073, 2001.

12) Kaw R, et al：Short- and long-term mortality associated with new-onset atrial fibrillation after coronary artery bypass grafting：a systematic review and meta-analysis. *J Thorac Cardiovasc Surg*, **141**：1305-1312, 2011.

13) 石井庸介：心房細動に対する Maze 手術. ハート
   チームのための心臓血管外科手術周術期管理の
   すべて, メジカルビュー社, 2017.

14) Schweickert WD, et al：Early physical and occu-
   pational therapy in mechanically ventilated,
   critically ill patients：a randomised controlled
   trial. *Lancet*, **373**：1874-1882, 2009.

15) Adler J, Malone D：Early mobilization in the
   intensive care unit：a systematic review. *Car-
   diopulm Phys Ther J*, **23**：5-13, 2012.

16) Kayambu G, et al：Physical therapy for the
   critically ill in the ICU：a systematic review and
   meta-analysis. *Crit Care Med*, **41**：1543-1554,
   2013.

17) Pahlman MC, et al：Feasibility of physical and
   ocuupational therapy beginning from initation of
   mechanical ventilation. *Crit Care Med*, **38**：2089-
   2094, 2010.

18) Muehling BM, et al：Prospective randomized
   controlled trial to evaluate"fast-track"elective
   open infrarenal aneurysm repair. *Langenbecks
   Arch Surg*, **393**：281-287, 2008.

19) Nishikimi M, et al：Effect of Administration of
   Ramelteon, a Melatonin Receptor Agonist, on
   the Duration of Stay in the ICU：A Single-Cen-
   ter Randomized Placebo-Controlled Trial. *Crit
   Care Med*, **46**：1099-1105, 2018.

20) Rudolph JL, et al. Delirium：an independent pre-
   dictor of functional decline after cardiac sur-
   gery. *J Am Geriatr Soc*, **58**：911-922, 2010.

21) Schweickert WD, et al：Early physical and occu-
   pational therapy in mechanically ventilated,
   critically ill patients：a randomised controlled
   trial. *Lancet*, **373**：1874-1882, 2009.

22) Cassidy MR, et al：I COUGH：reduction postop-
   erative pulmonary complications with a multi-
   disciplinary patients care program. *JAMA Surg*,
   148：740-745, 2013.

23) 田嶋明彦ほか：冠動脈バイパス術時の人工心肺装
   置の使用による術後経過への影響. 心臓リハ,
   10：250-253, 2005.

24) Ishii Y, et al：Therapeutic efficacy of coronary
   artery bypass grafting evaluated by hybrid car-
   diac single-photon emission computed tomogra-
   phy/computed tomography imaging. *Eur J Car-
   diothorac Surg*, **56**(6)：1206, 2019. doi：10.1093/
   ejcts/ezz152

25) Brustia P, et al：Fast-track in abdominal aortic
   surgery：experience in over 1,000 patients. *Ann
   Vasc Surg*, **29**：1151-1159, 2015.

26) 荻野 均(班長)：大動脈瘤・大動脈解離診療ガイ
   ドライン(2020年改訂版), 日本循環器学会/日本
   心臓血管外科学会/日本胸部外科学会/日本血管
   外科学会合同ガイドライン, 2020. ［web 公開の
   み］
   Summary 大動脈疾患に関するガイドラインであ
   るが, 第9章リハビリテーションの項があり, 大
   動脈疾患のリハビリテーションについてまとめ
   られている.

27) 高橋哲也ほか：心臓血管外科手術後リハビリテー
   ション進行目安の検討. 心臓リハ, **17**：103-109,
   2012.

28) Smith SC Jr, et al：AHA/ACCF secondary pre-
   vention and risk reduction therapy for patients
   with coronary and other atherosclerotic vascu-
   lar disease：2011 update. *Circulation*, **124**：2458-
   2473, 2011.

MB Med Reha **No.262**：29-34, 2021

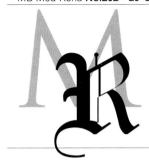

特集／超実践！心臓リハビリテーション治療
—初心者からエキスパートまで—

不整脈患者における 心臓リハビリテーション治療

白石裕一*

　Abstract　近年高齢化に伴い心房細動患者の増加は著しく，薬物療法，アブレーションをはじめとした治療も著しく進歩している．不整脈疾患に対する運動療法の効果についても特に心房細動に関して一次予防，二次予防についてもエビデンスが蓄積されてきている．虚血性心疾患と同様に生活習慣病が心房細動の発症リスクとして認識されるようになり，その介入としての運動療法の意義，また，器質的心疾患に伴う不整脈についても，心臓リハビリテーションによる器質的心疾患への効果がひいては不整脈を改善させる可能性も期待される．新しく日本循環器学会のガイドラインが改訂されたことを踏まえ，それに準じて解説したい．

　Key words　心房細動(atrial fibrillation)，心肺運動負荷試験(cardiopulmonart exercise testing；CPX)

不整脈患者における心臓リハビリテーション

　不整脈疾患に対する運動療法は歴史も浅く，十分に確立されたものではないものの，徐々にエビデンスが蓄積してきている．日本循環器学会2021年改訂版 心血管疾患におけるリハビリテーションに関するガイドライン(2021年改訂版)[1]を参考にしながら述べたい．

　不整脈疾患に対する運動療法を考える際，まず基礎心疾患について検討する．基礎心疾患を持たない不整脈疾患としてはWPW症候群に伴う発作性上室頻拍，房室結節リエントリー性頻拍や特発性心室頻拍などが挙げられ，運動療法による治療効果を検討した試みは少ない．

　心筋梗塞や心筋症，心不全，その他の器質的な心疾患に伴う不整脈については，その心疾患を構成する心筋の構造的・組織学的異常(不整脈器質)が原因となる場合と，心機能異常に伴う血行動態の変化が心筋の伸展や圧負荷をもたらすことに

よって発生する場合が考えられ，自律神経の修飾も関与する．運動療法は，心筋虚血の改善，交感神経の抑制をすることで器質的心疾患を修飾し不整脈を改善させる可能性が期待できる．

　心房細動については，基礎心疾患がないもの(孤立性心房細動)と，器質的心疾患を基礎に発症するものとに分けられる．また明らかな心疾患がなくとも高血圧や肥満などの合併が比較的多いため，生活習慣病へのアプローチの一環としての運動療法の効果が期待される．

各種不整脈と運動療法

1．心房期外収縮

　上室期外収縮は健常人にも観察され，加齢とともに増加する．この不整脈のみなら予後は良好であり治療対象となることは稀である．

2．心室期外収縮

　心室期外収縮(単発，二連発まで)は自覚症状が軽微なら，生活習慣の改善や軽い精神安定剤のみ

* Hirokazu SHIRAISHI, 〒 602-8566 京都府京都市上京区河原町通り広小路上がる梶井町 465　京都府立医科大学附属病院リハビリテーション部／循環器内科，講師

で経過をみることが多いが、心室期外収縮が重篤な不整脈トリガーになる症例や、心室期外収縮の多い症例では心機能が低下することも報告されているため、リスク評価が推奨されている[2]。まず心室頻拍への移行や心臓突然死のリスク評価のため、器質的心疾患、心機能、不整脈の出現様式（不整脈の頻度、出現のタイミング、連発の有無など）、遺伝性不整脈の家族歴などを評価する。運動負荷試験時の心室期外収縮増加もリスク因子である[3]。

運動療法の不整脈減少効果については一定の結論を得ていないが、運動の継続によって、圧反射感受性の改善や交感神経緊張の低下・副交感神経活性の上昇を介して不整脈が改善する可能性がある。さらに、心不全の改善、安定化に伴い、心筋伸展による不整脈発生も抑制される可能性がある。

3．心室性不整脈（3連発以上），心室頻拍

心室性不整脈については、AHA（米国心臓協会）ガイドラインなどでは、3連発以上や多型性が生じた場合は、心室細動が誘発されるリスクとして、運動中止を考慮することとされている。しかし、このような不整脈は再現性が乏しい場合も多い。一般に運動により心室性不整脈が増加する場合は注意を要する。運動療法の心室性不整脈を減少効果に関するエビデンスも十分ではない。ただし、運動療法が心筋虚血の改善、交感神経の抑制、副交感神経活性の上昇などの機序を介して器質的心疾患へ良い修飾をすることによる心室性不整脈の抑制は期待される。

4．心房細動

心房細動（atrial fibrillation；AF）は、日常臨床においてよく遭遇する不整脈で、特に高齢者において合併頻度が高く、脳塞栓の原因になるばかりではなく、認知症、運動機能低下、心不全、心筋梗塞、心臓突然死のリスクを増加させる[2]。

AF 発症リスクとその管理

薬物治療やアブレーションの進歩などによりAF の二次予防は大きな進歩を遂げているが、AF

発症リスクのある患者に対してのAF 発症予防についてはまだ十分に進歩したとは言えない。修正可能な臨床的危険因子に対処することは、AF の長期的な発症リスクを低下させるか、または発症を遅らせる可能性がある。健康要因、生活習慣要因の管理の重要性が注目され[4]~[9]、発症リスクの評価として不整脈薬物療法ガイドラインでも心不全、冠動脈疾患、心臓弁膜症など心疾患の評価以外に、年齢、性別、高血圧、糖尿病、肥満、睡眠呼吸障害、尿酸、喫煙、アルコール消費、遺伝的素因を評価することがクラスⅡa［エビデンス、見解から有効、有用である可能性が高い］、エビデンスレベルB［1つのランダム化比較試験、または非ランダム化研究（大規模コホート研究など）で実証されたデータ］で推奨されている[2]。

AF そのものや、心不全などの基礎心疾患、高血圧などの生活習慣病によって心房に持続的な負荷がかかると、細胞・組織の電気的・構造的特性が変化し、AF の発症・維持を促す基質が形成される（心房リモデリング）と考えられている[2]。運動療法は高血圧、虚血性心疾患、肥満、糖尿病、心不全に対しての有効性はすでに確立されており、それらに対する有効性との相加的効果によるAF 発生の減少効果も期待できると考えられる。

運動習慣と AF

運動とAF 発症リスクについては複雑な関係があり、一般住民と高い運動能力を持つアスリートでは異なることはよく知られている。週3回、10年以上の持久系の運動をやっているような持久的運動種目を行うアスリートではAF 発症のリスクが高い[10]。

一方で、一般住民においてはAF の発症に、日常生活の活動度や日常の運動強度が関係する。Mozaffarian らは一般住民において、65 歳以上の男女5,446 名を対象にした日頃の運動習慣とAF の発症に関する前向き登録研究で10 年間観察期間中に1,061 名に新規のAF を認め、中でも身体活動レベル（kcal/週）が高いほどAF 発症リスク

が有意に低下したと報告している．運動の強度について中強度の運動ではAF発症リスクを有意に低下させるが，低強度と高強度では発症リスクは低下させなかったとしている[11]．また，6つの研究を集めた205,094名のメタ解析によれば，運動耐容能の向上はAF発症リスクの9%の低減につながり，最も運動耐容能が低い群で高いAF発症リスクを認めた[8]と報告されており，一般住民が対象であれば運動がAF発症を抑制する可能性があると言える．

1．AFに対する運動療法

前述のように運動がAFの発症抑制に有効という論文は多数あり，一方，虚血性心疾患や心不全に対しての運動療法の有効性は確立されているものの，現時点でAF患者に対しての運動療法を推奨したガイドラインはまだない．しかし現在までにAF患者に対しての運動療法について複数のRCTが行われてきている．

2．発作性，持続性AF患者における運動療法

Malmoらは発作性AFもしくは持続性AF患者を対象として，有酸素インターバルトレーニング＋高強度インターバルを組み合わせて週3回12週間実施した群26名と，コントロール群25名で比較したところ前者でAFの時間が8.1から4.8%へ減少したのに対し後者では10.4から14.6%へ増加した．またPeakVO$_2$の改善（＋3.2 ml/kg/min vs. −0.3 ml/kg/min）と報告した[12]．しかしSkielboeらは37名の患者で高強度インターバルトレーニング60分週2回12週間実施した群と，通常運動療法群33名（ATレベルの運動療法を週2回60分，12週間実施した群）の比較でAF持続時間に有意な差はなく，PeakVO$_2$の改善度にも有意差はなかったと報告している[13]．Risomらはカテーテルアブレーション後の運動療法の効果を検証した．210名のAF患者（平均年齢59歳，74%男性，72%が発作性）をアブレーション後に運動群とコントロール群の2群に分け，前者にアブレーション後1か月してから週3回の筋力トレーニングと有酸素運動を12週間実施した．

実施後のPeakVO$_2$は（24.3 ml/kg/min vs. 20.7 ml/kg/min）と前者で運動耐容能改善効果を認めた[14]．発作性AF患者における運動療法は安全に施行でき運動耐容能を向上させるが，発作の抑制効果についてはまだ十分なエビデンスは不足していると考えられる．

3．慢性AF患者に対しての運動療法

慢性AF患者に対しての運動療法についても少数例を対象にしているが複数の前向き観察研究やRCTの報告があり，運動耐容能を改善させることが知られている．Vanheesらは，19名の慢性AF患者を対象に，心拍数予備能の60〜90%（Karvonen法のk＝0.6〜0.9）の運動強度で週3回の運動療法を3か月施行し[15]対象群と同程度にPeakVO$_2$が有意に改善した（AF群で31%改善し，対象群で25%改善）とした．Hegbomらは，75歳以下の慢性AF患者を運動群と対照群に割り付け，運動群に最大心拍数の70〜90%の運動強度で週3回の運動療法を2か月間施行させた[16]ところ運動療法群で運動耐容能が有意に改善した．

4．心不全のあるAF患者に対する運動療法

心不全のあるAF患者に対しての運動療法については，LVEF 35%以下の心不全患者に対して運動療法の効果が調べられたHFACTION研究からの報告では，2,292名の患者のうち308名（13%）がAFリズムであり，193名のAF患者が監視下運動療法を週3回36回実施されたのち自宅での運動療法を2年間実施した．運動療法群での運動順守率30%程度で，コントロール群での運動実施した患者が10%程度存在したことなどの問題はあるものの2.6年の平均観察期間で，AFがあることはベースラインでの低い運動能力，臨床イベントの全体的な割合の上昇と関連したが，運動療法の臨床転帰や運動能力改善に対する反応に差はなかった[17]．RienstraらはRACE3トライアルにおいて245名の持続性AFと軽度から中等度の心不全のある患者に対してリズムコントロールに加えて，介入群ではミネラルコルチコイド受容体拮抗薬，スタチン，ACE/ARBの薬物治療に加えた中

等度強度の運動療法を実施する介入を行ったところ，コントロール群と比較して12か月の観察期間で7日間ホルターによる洞調律維持は介入群75%でコントロール群63%と比較して有意に改善（オッズ比1.765，95%信頼区間1.021，P＝0.042）させたと報告している[18]．以上からまだエビデンスは十分ではないが，運動療法は慢性AF患者や心不全を伴うAF患者に対しても運動耐容能の改善に有効である．

心臓外科術後とAF

AFは心臓外科手術後の最も多い不整脈でもある．CABG（冠動脈バイパス手術）後患者で16〜40%に，弁膜症後患者で33〜49%に，CABG＋弁膜症手術後患者では36〜63.6%の患者に心臓外科術後AFが起こるとされている[19]〜[21]．リスクファクターは高齢，高血圧，AFの既往，左房拡大，心不全，慢性閉塞性肺疾患で，高齢が最も高いリスクファクターとされる[19]．心臓外科手術後のAFは術後5日以内，特に術後24〜72時間に最も多く出現する[20]．術後のAFは，術後の心不全の増悪や脳梗塞のリスクを増加させ，ICU入室期間を延長させ，心臓術後の死亡率を上昇させるため，予防することが重要である．

術前の運動療法は，心臓外科手術後のAF発症を抑制する可能性がある．Herdyらの報告では，CABG予定で手術前に5日以上運動療法が可能な患者を運動実施群とコントロール群に振り分け，術後合併症や入院期間を前向きに検討した[22]．術前平均運動期間は6.7±1.5日で術後リハビリテーションは受動運動から歩行まで実施した．術後のAF出現は運動群で有意に抑制された（運動群10% vs. コントロール群37%，P＝0.03）．また，運動群で有意に肺合併症や入院期間も減少させた．

以上からこちらもエビデンスが少ないが，心臓外科手術後AFの抑制には，手術前からの心臓リハビリテーション開始と術後早期からの心臓リハビリテーション再開が奨励される．

AFに対する運動療法の実際

まず，AF症例の多くは心不全を合併していることが多く，心不全の評価を十分行ってから運動療法の適否を検討する．また，脳梗塞の予防の目的で抗凝固療法が行われていることが多いため転倒などの外傷による出血性合併症の予防には十分注意をし，服薬アドヒアランス，抗凝固のコントロール状態にも注意をする．

1．運動負荷試験

運動療法施行前の運動負荷試験は，内服による心拍数コントロールの状況や運動誘発性の心室性不整脈，運動耐容能の評価，および運動強度を設定するのに必要である．慢性AFに対する安静時，および運動時の至適脈拍数は，十分明らかにされていないが米国心臓病学会/米国心臓協会（American College of Cardiology Foundation/American Heart Association；ACCF/AHA）のガイドラインでは，エビデンスからではなく経験則より，脈拍は安静で60〜80 bpmで中強度の運動下では90〜115 bpmが推奨されている[23]．

2．運動処方

AF患者は運動負荷に対する脈拍上昇の程度が大きいことが多く，運動負荷に対する脈拍の反応は，患者ごとに大きく異なり，同一患者でもそのときの体調により心拍数の反応が異なる場合もあり，心拍数による運動強度設定は困難である．運動強度の設定は，CPX（心肺運動負荷試験）であれば，AT（嫌気性代謝閾値）での負荷量やMETs数から歩行速度を算定して処方を行う．運動負荷が困難な場合は，自覚的運動強度（Borg指数）を用いて運動処方を行う．心機能の低下がなければ，中強度負荷の運動強度より開始する．

3．運動療法開始後

安静時に心拍数が110 bpmを超えているようであれば，その日の運動療法は，中止するか，運動強度や運動時間を軽くしたメニューを考慮する．また，運動療法導入後に心不全の自覚症状（呼吸苦，浮腫，食欲低下など），他覚所見（1週間以

内で 2 kg 以上の体重増加，運動療法前と比較して
安静時および運動直後のSpO_2低下，X 線上のうっ
血像や胸水の増悪など）などがあれば，運動強度
を下げることを含め，心拍や心不全に対する加療
を行う必要がある．

文　献

1) 牧田　茂，安　隆則（班長）：心血管疾患における
  リハビリテーションに関するガイドライン（2021
  年改訂版），日本循環器学会/日本心臓リハビリ
  テーション学会合同ガイドライン，2021.

2) 小野克重ほか（班長）：不整脈薬物治療ガイドライ
  ン（2020 年改訂版），日本循環器学会/日本不整脈
  心電学会合同ガイドライン，p42-43, p75, 2020.

3) Jouven X, et al：Long-term outcome in asymp-
  tomatic men with exercise-induced premature
  ventricular depolarizations. *N Engl J Med*, **343**：
  826-833, 2000.

4) Garg PK, et al：Usefulness of the American
  Heart Association's Life Simple 7 to Predict the
  Risk of Atrial Fibrillation（from the REasons for
  Geographic And Racial Differences in Stroke
  [REGARDS] Study）. *Am J Cardiol*, **121**(2)：199-
  204, 2018.

5) Huxley RR, et al：Absolute and attributable
  risks of atrial fibrillation in relation to optimal
  and borderline risk factors：the Atherosclerosis
  Risk in Communities（ARIC）study. *Circulation*,
  123(14)：1501-1508, 2011.

6) Huxley RR, et al：Meta-analysis of cohort and
  case-control studies of type 2 diabetes mellitus
  and risk of atrial fibrillation. *Am J Cardiol*, **108**
  (1)：56-62, 2011.

7) Miyasaka Y, et al：Secular trends in incidence of
  atrial fibrillation in Olmsted County, Minnesota,
  1980 to 2000, and implications on the projections
  for future prevalence. *Circulation*, **114**(2)：119-
  125, 2006.

8) Zhu W, et al：Association of Physical Fitness
  With the Risk of Atrial Fibrillation：A System-
  atic Review and Meta-Analysis. *Clin Cardiol*, **39**
  (7)：421-428, 2016.

9) Mahajan R, et al：Electrophysiological, Electro-
  anatomical, and Structural Remodeling of the
  Atria as Consequences of Sustained Obesity. *J*

10) J Karjalainen, et al：Lone atrial fibrillation in
  vigorously exercising middle aged men：case-
  control study. *BMJ*, **316**(7147)：1784-1785, 1998.
  doi：10.1136/bmj.316.7147.1784

11) Mozaffarian D, et al：Physicalactivity and inci-
  dence of atrial fibrillation in older adults. *Circu-
  lation*, **118**：800-807, 2008.

12) Malmo V, et al：Aerobic interval training redu-
  ces the burden of atrial fibrillation in the short
  term：a randomized trial. *Circulation*, **133**：466-
  473, 2016.

13) Skielboe AK, et al：Cardiovascular exercise and
  burden of arrhythmia in patients with atrial fib-
  rillation—a randomized controlled trial. *PLoS
  One*, **12**：e0170060, 2017.

14) Risom SS, et al：Cardiac rehabilitation versus
  usual care for patients treated with catheter
  ablation for atrial fibrillation：Results of the ran-
  domized CopenHeart$_{RFA}$ trial. *Am Heart J*, **181**：
  120-129, 2016. doi：10.1016/j.ahj.2016.08.013

15) Vanhees L, et al：Exercise performance and
  training in cardiac patients with atrial fibrilla-
  tion. *J Cardiopulmonary Rehabil*, **20**：346-352,
  2000.

16) Hegbom F, et al：Short-term exercise training
  in patients with chronic atrial fibrillation. *J Car-
  diopulmonary Rehabil*, **26**：24-29, 2006.

17) Luo N, et al：Exercise training in patients with
  chronic heart failure and atrial fibrillation. *J Am
  Coll Cardiol*, **69**：1683-1691, 2017.

18) Rienstra M, et al：Targeted therapy of underly-
  ing conditions improves sinus rhythm mainte-
  nance in patients with persistent atrial fibrilla-
  tion：results of the RACE 3 trial. *Eur Heart J*,
  39(32)：2987-2996, 2018. doi：10.1093/eurheartj/
  ehx739

19) Mathew JP, et al：A multicenter risk index for
  atrial fibrillation after cardiac surgery. *JAMA*,
  291：1720-1729, 2004.

20) Almassi GH, et al：Atrial fibrillation after cardiac
  surgery. A major morbid event? *Ann Surg*,
  226：501-513, 1997.

21) Creswell LL, et al：Hazards of postoperative
  atrial arrhythmias. *Ann Thorac Surg*, **56**：539-
  549, 1993.

Am Coll Cardiol, **66**(1)：1-11, 2015. doi：10.1016/
j.jacc.2015.04.058

22) Herdy AH, et al : Pre- and postoperative cardio-pulmonary rehabilitation in hospitalized patients undergoing coronary artery bypass surgery. A randomized controlled trial. *Am J Phys Med Rehabil*, **87** : 714-719, 2008.

23) Fuster V, et al : ACCF/AHA/ESC 2006 Guidelines for the management of patients with atrial fibrillation. *Circulation*, **114** : e257-e354, 2006.

MB Med Reha **No.262**：**35-41**, 2021

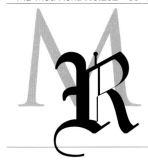

特集／超実践！心臓リハビリテーション治療
―初心者からエキスパートまで―

デバイス植込み患者における 心臓リハビリテーション治療

白石裕一*

Abstract　本稿では心臓植込みデバイスとしてペースメーカ，植込み型除細動器 (ICD)，両心室ペースメーカ(CRT，CRTD)の植込み患者におけるリハビリテーションについて述べる.

　徐脈性不整脈に対してのペースメーカに対する運動療法の際には，変時性不全に対するデバイスの設定が重要なポイントとなる．ICD，CRTD などショックデバイスの適応患者は心室細動などの二次予防の患者のほか低心機能心不全患者に対しての突然死予防目的に植込みされることも多く，心臓リハビリテーションの良い適応である．ショック作動は患者への精神的なストレスになるためリハビリテーションはその点にも配慮が必要である.

　また両心室ペーシングは NYHA クラスⅢが主たる植込み対象であり進行した心不全患者であるため植込みに際して，栄養やフレイルなどにも配慮した包括的なリハビリテーションが必要である.新しく日本循環器学会のガイドラインが改訂されたことを踏まえ，それに準じて解説したい.

Key words　ペースメーカ(pacemaker)，植込み型除細動器(implantable cardioverter defibrillator)，両心室ペースメーカ(cardiac resynchronization therapy)

デバイス植込み患者における 心臓リハビリテーション

　ペースメーカ，植込み型除細動器(implantable cardioverter defibrillator；ICD)，心臓再同期療法 (cardiac resynchronization therapy；CRT)といったデバイス植込み患者における設定調整，心臓リハビリテーションについて述べる．日本循環器学会　心血管疾患におけるリハビリテーションに関するガイドライン(2021 年改訂版)[1]を参考にしながら述べる.

ペースメーカ植込み後患者

　ペースメーカは洞不全症候群や房室ブロックなど徐脈性不整脈に対して植込まれるが[2]，ペーシングに依存している患者は運動耐容能が低下す

る[3]．原因として，右室心尖部などからの刺激による心室内の非生理的伝導による収縮異常や運動時の心拍応答不良(変時性不全)などが考えられる．特に高頻度にペースメーカに依存している患者では変時性不全に伴う運動耐容能の低下を伴いやすい[4].

　運動時の心拍応答不良に対しては，心拍応答機能(レートレスポンス)が備えられている．レートレスポンスによる運動耐容能改善に関しては一定の結論を得られておらず，変時性不全の程度や心機能との関連，最大運動時の心拍数設定が不十分である．骨格筋など心ポンプ機能以外の要因が運動耐容能を規定する可能性などが考えられる[5]．Greco らは，運動療法とペースメーカの最適な心拍数設定で運動耐容能が改善したと報告しており[6]，運動耐容能を改善させるためには，運動療

* Hirokazu SHIRAISHI, 〒 602-8566　京都府京都市上京区河原町通り広小路上がる梶井町 465　京都府立医科大学附属病院リハビリテーション部／循環器内科，講師

表 1. Results of exercise training in ICD patients.

Trial	n.	Gain	Shocks
Fitchet(2003)[13]	16 ICD pts ExT(no control)	Ex duration＋16%	0
Vanhees(2004)[9]	92 ICD ExT vs control(no ICD)	18% vs 27%	11 appropriate 1 inappropriate
Davids(2005)[10]	28 ICD ExT vs 54 ICD control	21.5 vs 14.5 METs/week	appropriate 14% vs 28%
Fan(2009)[12]	42 ICD ExT vs 42 control(no ICD)	30% vs 37%	1 shock vs 0
Smialek(2013)[15]	45 ICD ExT pts(no control)	14%	―
Piccini(2013)[16]	546 ICD ExT vs 507 ICD control	4.8% vs 0.8%	20% vs 22%
Isaksen(2015)[17]	38 ICD ExT vs 12 ICD controls	5.7% vs 4.1%	1 shock during Ex
Berg S(2015)[14]	99 ICD ExT vs 94 ICD control	12% vs 3%	0.20 shock/pt vs 0.43 s/pt

Ex, exercise；ExT, exercise training；ICD, implantable cardioverter defibrillator；MET, metabolic equivalent of task；gain is expressed as % of change in peak VO_2(unless differently specified).

（文献 18 より引用改変）

法だけでなくペースメーカの設定調整も行う必要がある（後述の「1)ペーシング設定」を参照）.

ICD 植込み患者

ICD は心疾患の種類にかかわらず致死的頻脈性不整脈による心臓突然死を予防し, 生命予後を改善させる最も有効かつ確立された治療法の 1 つである[2]. 致死的心室性不整脈の二次予防の植込みのほか, 一次予防の植込みにおいても陳旧性心筋梗塞あるいは非虚血性心筋症で LVEF（左室駆出率）＜35% かつ NYHA（ニューヨーク心臓協会心機能分類）II 以上の心不全があれば, 非持続性心室頻拍（non sustained ventricular tachycardia；NSVT）があればクラス I, ない場合でも IIa として推奨されている[2]. 実際, 本邦では冠動脈疾患, 拡張型心筋症を持つ患者への植込みが多くを占め[7], 心不全を合併している症例が多い. 心不全患者に対する心臓リハビリテーションのエビデンスは確立しており, 運動耐容能の改善, 再入院の減少, QOL の改善効果などが示されているため[8], ICD 植込み患者の多くも心臓リハビリテーションの良い適応となる.

また, ショック作動は QOL を下げ精神的なストレスにつながることもよく知られている. 一度ショック作動が起こると多くの患者はそれを避けようと活動を制限するため, 運動療法の導入はその視点からも有効性があると考えられている.

1. ICD 植込み後の心臓リハビリテーションのエビデンス

ICD 植込み患者への運動療法のエビデンスは多数蓄積されてきている. 運動療法群における運動耐容能改善効果の報告は多数ある[9]~[12]. ICD 作動についても増やすことはなく[12], むしろ減らすという報告[10], 血管内皮機能の改善[11], 患者の不安や, うつの軽減効果[13], QOL の改善効果[14]についても報告されてきた.

ICD 植込み後の運動療法について, 表 1[18] に示すように運動耐容能の改善を認める報告が多い.

これらの報告を踏まえたメタ解析も複数報告があり, ICD 植込み患者における運動療法は ICD 作動を増やすことはなく安全に施行でき, 実施群は対象群と比較して運動耐容能 peak VO_2（最高酸素摂取量）に有意な改善を認め, ICD 作動についても有意に少なかったと報告している[19][20]. 一方, コクランデータベースによるシステミックレビューによれば運動群において有害事象の増加はなく, 有意な Peak VO_2の改善, QOL の改善も認められたものの ICD 作動の頻度は有意な差はみられないと報告され, 運動療法による ICD 作動の低減効果については今後の検討が必要であると述べている[18].

表 2. Improvement on exercise capacity related with CRT placement.

Trial	Year	n.	Gain on 6MWD Control *vs* CRT(m)	Gain on peak VO₂ Control *vs* CRT(mL/kg/min)
Mustic[21]	2001	58	−24 *vs* 49	1.2 *vs* 1.7
Path-CHF[22]	2002	53	44 *vs* 47	1.8 *vs* 2.5
Miracle[23]	2002	453	10 *vs* 29	0.2 *vs* 1.1
Miracle-ICD[24]	2003	636	52 *vs* 55	0.1 *vs* 1.1
Contak-CD[25]	2000	490	15 *vs* 35	1.2 *vs* 2.4
Companion[26]	2008	1520	1 *vs* 40	—

6MWD, 6-min walking distance；m, meters；CRT, cardiac resynchronization.

CRT，除細動機能付き両心室ペースメーカ（cardiac resynchronization therapy-defibrillator；CRTD）植込み後患者

心不全にはしばしば心室内伝導障害，房室間同期不全，心室内同期不全，心室間同期不全が合併する．CRT は同期不全を解消させることで心機能を向上させ，自覚症状や予後の改善をもたらす．CRT の適応は適切な薬物治療を行ってもなお中等症～重症の心不全（NYHA Ⅲ～Ⅳが主たる対象で左脚ブロックを伴う症例ではⅡも対象となる）で，LVEF が低下（35％ 未満）した，QRS 幅が120～150 ms 以上の患者に有効である[2]とされる．低左室機能心不全患者に対しての心臓リハビリテーションの効果は確立しており[8]，CRT 植込み患者は心臓リハビリテーションの良い適応となる．

表2に示すように CRT 単独の効果の検証としてこれまで多くの RCT が行われ，左室内径を縮小（左室リバースリモデリング），LVEF を増加，6 分間歩行距離，peak VO₂の改善，NYHA クラス，QOL を改善し，ひいては再入院や死亡率を改善させることが示されている[27]．ただし，これらの研究においてコントロールと比較して CRT 群での peak VO₂の改善は（+0.1～+1.8 vs. +1.1～+2.5 ml/kg/min）とわずかにとどまった．

単独での運動耐容能改善効果について検討したMulticenter InSync Randomized Clinical Evaluation（MIRACLE）研究では，NYHA 3～4 の心不全453 名（平均年齢 64 歳）をコントロール群と CRT群に割り付けて前後に peak VO₂を測定したところ，植込み前13.7±3.8 vs. 14.0±3.5 ml/kg/min

に対し術後+0.2 vs +1.1 ml/kg/min と CRT 群で有意に改善したとはいえ[23]，CRT 単独の peak VO₂改善はわずかにとどまる．またCRT 治療に対する non-responder が約 3 割の症例で存在することも認識しておく必要がある．もともと進行した心不全症例が植込みの適応であることから，すでに低栄養状態や，サルコペニアを合併していることも少なくなく，高齢心不全患者への植込みも増加しているため，植込みを行う際には投薬の最適化，心臓リハビリテーションの導入による運動療法，患者教育，栄養カウンセリング，心理社会的サポートなど包括的な介入による更なる改善が望まれる．

1．CRT 植込み後の心臓リハビリテーションのエビデンス

CRT 植込み患者における心臓リハビリテーションの効果についての報告はまだ多くはなく，ガイドラインでも CRT 患者のリハビリテーションに関して詳しく記載されているものは少ない．

2007 年 Conraads らが 17 名の CRT 患者を対象として通常治療群と運動療法追加群の RCT を行い5 か月後に peak VO₂，最大仕事量，LVEF，非同期収縮，QOL などは両群で改善したが，その改善度は運動療法追加群で有意に大きかったことを報告している[28]．Patwala らは 50 名の CRT 装着後患者を植込み 3 か月後に運動療法群と非運動療法群に無作為割り付けし，週3回，3 か月間の心臓リハビリテーションを行っている．CRT 装着後3 か月ですでに NYHA 心機能分類，peak VO₂，運動中の血行動態，心機能には有意な改善がみられていたが，心臓リハビリテーションを加えるこ

とによってこれらの指標はさらに改善し，QOLも改善し，また骨格筋機能も改善した[29]．Smolis-Bąk らは52名のCRTD植込み患者を2群に分け病院での初期運動療法ののち，自宅で8週間にわたって週5回の遠隔監視によるトレーニングプログラムを継続した群と，コントロール群を比較した．その結果，3〜4か月後に運動群は対象群と比較して運動耐容能が有意に改善した[30]と報告した．HF-ACTION研究の追加解析で，435名のCRT植込み患者が登録されたうちの224名が運動群に割り当てられた．運動群でpeak VO_2は13.8 ml/kg/minから14.9 ml/kg/minへ増加したが，全死因または心血管死亡または再入院のイベントに差はなかった[31]．

以上のようにCRT植込み後のリハビリテーション治療についてのエビデンスも蓄積されつつある．

デバイス植込み患者における運動療法，運動負荷試験における注意点

1．設定の調整
1）ペーシング設定
a）下限レート：運動中も下限レートから心拍数が上がらないときは心拍応答機能（レートレスポンス機能）を用いる．患者のレートレスポンスペーシングによる動悸感や症状をみながら，センサーの感度やそれに応じた心拍応答のスロープの決定，上限レート設定を行う．センサーの種類は加速度，分時換気量，心内インピーダンス感知などが用いられていて，加速度センサーによるレートレスポンス機能の場合，自転車エルゴメータによる運動ではセンサーが反応しないことが多く，トレッドミル負荷や歩行負荷などを用いる．分時換気量や心内インピーダンス感知では自転車エルゴメーターでもセンサーが感知して心拍応答機能が働く．ICDやCRTの多くは加速度センサーによる場合が多いので自転車エルゴメーターでの負荷の際には注意を要する．心不全患者においては自己心拍の変時性不全はよく認められ，β遮断薬

や抗不整脈薬によりその傾向は助長される．変時性不全が心不全患者において運動耐容能にかかわるかについてはまだ議論の余地があり[32]，関係しないという論文[33]がある一方，CRTを用いた個人の心拍数と収縮性との関係の詳細な理解に基づいたレート応答プログラミングを用いることで運動耐容能を改善できるという報告もある[34]．重度の変時性不全を認める症例にはレートレスポンス機能を試してみることが勧められる．

b）Upper tracking（追随上限）レート：房室ブロックに対するペースメーカや，CRT患者において自己の心房波の上昇に追随する上限のレートとなるため，運動耐容能の規定因子となる．若年者では高く設定する．

c）AV delay：運動中は自己の亢進したAV伝導によりCRT患者において両心室ペーシング不全が生じることがあるので注意を払う．

2）頻拍治療設定
VT（心室頻拍）やVF（心室細動）の検出レートを前もって確認しておき，VTゾーンVFゾーンに到達しないように運動をさせる．遅いVTを持つ患者では低めに設定されていることがあり，また，もともと心房細動である場合や運動中に心房細動などの上室性頻脈が出現する場合には心拍数が上がりやすいため注意を払う．

a）VTゾーン：自己心拍数がVTゾーン以上に到達するとアルゴリズムでVTかどうかを診断して治療作動を決定する．VTゾーンの−10〜15 bpmの心拍数を運動処方における上限として運動を行わせる必要がある[35]．

b）VFゾーン：自己心拍数がVFゾーン以上に到達するとVTの診断アルゴリズムは働かず，すぐ治療（抗頻拍ペーシングによる治療が開始され停止しなければ放電作動）を開始する．

3）両心室ペーシングの確保
CRTにおいて高い心室ペーシング率を確保することがCRTの効果を上げるために重要である[36]．両心室ペーシング不全は心房センシングの不全，心室期外収縮，心房性不整脈（心房細動にお

表 3. ICD, CRT 植込み後リハビリテーションプログラム

	安静度/植込み側肩関節挙上	デバイスチェック	検 査	リハビリテーション疾患指導
術前			UCG 検体検査	情報収集
術当日	室内/外転 90° まで	○	胸部 Xp	創部確認・室内歩行
術後 1 日目	同上		胸部 Xp	棟内歩行
術後 2 日目	棟内/外転 90° まで			棟内歩行
術後 3 日目	同上			リハビリテーション室での有酸素運動・筋力評価など
術後 4 日目	同上			有酸素運動 自重筋トレ
術後 5 日目	院内/外転 90° まで			同上・栄養指導 服薬指導
術後 6 日目	同上		胸部 Xp 検体検査	同上・心不全疾患指導
術後 7～10 日目/退院	院内/退院時肩関節制限解除するが 90° 以上の外転や水泳は 1 か月後外来チェックまでできるだけ控え, 確認後に可能か判断	○	6 分間歩行試験 CPX UCG	同上・CPX に基づいた運動処方と指導

UCG：心臓超音波検査, CPX：心肺運動負荷試験

（文献 37：京都府立医科大学病院, 国立循環器病研究センターより改変）

ける自己の伝導の促進含む), 自己の亢進した AV 伝導, upper tracking レートへの到達などの原因で生じ, 運動耐容能の制限要因となり得るため, 運動中や運動負荷試験で CRT が確保されているか確認する. 多くの場合デバイスの設定調整などで両心室ペーシング不全を回避できる.

2. 運動療法の導入

植込み後いつから運動を開始するかについて統一的な記載はないが, 血腫や出血など創部の状態やリード位置の確認をしつつ, 心不全コントロールや VT, VF などリスクの高い心室性不整脈のコントロールができていれば開始しても良いと考えられ, しばらく心電図監視下で不整脈の確認をしながら進める (表3). 植込み上肢の挙上については退院まで外転 90°（水平挙上）までに制限し, 退院にあたり肩関節の可動域制限が生じないよう過度の安静は避けるよう指導する.

CPX（心肺運動負荷試験）は運動耐容能の評価, 運動処方の決定のみならずデバイスの設定にも有用であり, 可能な限り実施して正確な運動処方を作成[35]し, 運動療法は心不全患者における運動療法に準じて行う.

前述のように植込み入院の期間に投薬の最適化, 再入院予防に向けた心不全疾患指導, サルコペニアや栄養の評価も併せて行い, 包括的な介入を行うことが重要である.

文 献

1) 牧田 茂, 安 隆則（班長）：心血管疾患におけるリハビリテーションに関するガイドライン（2021 年改訂版）. 日本循環器学会/日本心臓リハビリテーション学会合同ガイドライン, 2021.

2) 栗田隆志, 野上昭彦（班長）：不整脈非薬物治療ガイドライン（2018 年改訂版）. 日本循環器学会/日本不整脈心電学会合同ガイドライン, p23, pp. 30-31, 2018.

3) Ujeyl A, et al：Impaired Heart rate responses and exercise capacity in heart failure patients with paced baseline rhythms. *J Cardiac Fail*, **17**：188-195, 2011.

4) Sharp CT, et al：Exercise prescription for patients with pacemakers. *J Cardiopulm Rehabil*, **18**(6)：421-431, 1998.

5) Kindermann M, et al：Defining the optimum

upper heart rate limit during exercise. *Eur Heart J*, **23**：1301-1308, 2002.

6) Greco EM, et al：Cardiac rehabilitation in patients with rate responsive pacemakers. *PACE*, **21**：568-575, 1998.

7) Shimizu A, et al：Actual conditions of implantable defibrillation therapy over 5 years in Japan. *J Arrhythm*, **28**：263-272, 2012.

8) Sagar VA, et al：Exercise-based rehabilitation for heart failure：systematic review and meta-analysis. *Open Heart*, **2**(1)：e000163, 2015. doi：10.1136/openhrt-2014-000163. eCollection 2015.

9) Vanhees L, et al：Effect of exercise training in patients with an implantable cardioverter defibrillator. *Eur Heart J*, **25**：1120-1126, 2004.

10) Davids JS, et al：Benefits of cardiac rehabilitation in patients with implantable cardioverter-defibrillators：a patient survey. *Arch Phys Med Rehabil*, **86**：1924-1928, 2005.

11) Belardinelli R, et al：Moderate exercise training improves functional capacity, quality of life, and endothelium-dependent vasodilation in chronic heart failure patients with implantable cardioverter defibrillators and cardiac resynchronization therapy. *Eur J Cardiovasc Prevent Rehab*, **13**：818-825, 2006.

12) Fan S, et al：Outcomes and adverse events among patients with implantable cardiac defibrillators in cardiac rehabilitation：a case-controlled study. *J Cardiopulm Rehabil Prev*, **29**：40-43, 2009.

13) Fitchet A, et al：Comprehensive cardiac rehabilitation programme for implantable cardioverter-defibrillator patients：a randomised controlled trial. *Heart*, **89**(2)：155-160, 2003.

14) Berg SK, et al：Comprehensive cardiac rehabilitation improves outcome for patients with implantable cardioverter defibrillator. Findings from the COPE-ICD randomised clinical trial. *Eur J Cardiovasc Nurs*, **14**(1)：34-44, 2015. doi：10.11 77/1474515114521920. Epub 2014 Feb 5.

15) Smialek J, et al：Efficacy and safety of early comprehensive cardiac rehabilitation following the implantation of cardioverter-defibrillator. *Kardiol Pol*, **71**：1021-1028, 2013.

16) Piccini J, et al：Exercise and implantable cardioverter defibrillator shocks in patients with heart failure：results from HF-ACTION. *JACC Heart Fail*, **1**：142-148, 2013.

17) Isaksen K, et al：Aerobic interval training in patients with heart failure and an implantable cardioverter defibrillator：a controlled study evaluating feasibility and effect. *Eur J Prev Cardiol*, **22**：296-303, 2015.

18) Nielsen KM, et al：Exercise-based cardiac rehabilitation for adult patients with an implantable cardioverter defibrillator. *Cochrane Database Syst Rev*, **2**：CD011828, 2019. doi：10.1002/146518 58.CD011828.pub2.

19) Pandey A, et al：Safety and Efficacy of Exercise Training in Patients With an Implantable Cardioverter-Defibrillator：A Meta-Analysis. *JACC Clin Electrophysiol*. **3**(2)：117-126, 2017. doi：10.1016/j.jacep.2016.06.008. Epub 2016 Sep 7.

20) Steinhaus DA, et al：Exercise Interventions in Patients With Implantable Cardioverter-Defibrillators and Cardiac Resynchronization Therapy：A SYSTEMATIC REVIEW AND META-ANALYSIS. *J Cardiopulm Rehabil Prev*, **39**(5)：308-317, 2019. doi：10.1097/HCR.0000000000000 389.

21) Cazeau S, et al：Multisite Stimulation in Cardiomyopathies(MUSTIC)Study Investigators. Effects of multisite biventricular pacing in patients with heart failure and intraventricular conduction delay. *N Engl J Med*, **344**：873-880, 2001. PMID：11259720

22) Auricchio A, et al：Pacing Therapies in Congestive Heart Failure(PATH-CHF)Study Group. Long-term clinical effect of hemodynamically optimized cardiac resynchronization therapy in patients with heart failure and ventricular conduction delay. *J Am Coll Cardiol*, **39**：2026-2033, 2002. PMID：12084604

23) Abraham WT, et al, MIRACLE Study Group, Multicenter InSync Randomized Clinical Evaluation：Cardiac resynchronization in chronic heart failure. *N Engl J Med*, **346**(24)：1845-1853, 2002.

24) Young JB, et al：Multicenter InSync ICD Randomized Clinical Evaluation(MIRACLE ICD) Trial Investigators. Combined cardiac resynchronization and implantable cardioversion defibrillation in advanced chronic heart failure：the MIRACLE ICD Trial. *JAMA*, **289**：2685-2694,

2003. PMID：12771115

25）Saxon LA, et al：Biventricular pacingin patients with congestive heart failure：two prospective randomised trials. *Am J Cardiol*, **83**： 120D-123D, 1999

26）Bristow MR, et al：Comparison of Medical Therapy, Pacing, and Defibrillation in Heart Failure (COMPANION) Investigators. Cardiac-resynchronization therapy with or without an implantable defibrillator in advanced chronic heart failure. *N Engl J Med*, **350**： 2140-2150, 2004. PMID：15152059

27）Iliou MC, et al：Cardiac rehabilitation in patients with pacemakers and implantable cardioverter defibrillators. *Monaldi Arch Chest Dis* **86**： 756, 2016.

28）Conraads V, et al：The effect of endurance training on exercise capacity following cardiac resynchronization therapy in chronic heart failure patients： a pilot trial. *Eur J Cardiovasc Prev Rehabil*, **14**： 99-106, 2007.

29）Patwala A, et al： Maximizing patient benefit from cardiac resynchronization therapy with the addition of structured exercise training. *J Am Coll Cardiol*, **53**： 2332-2339, 2009.

30）Smolis-Bąk E, et al：Hospital-based and telemonitoring guided home-based training programs： effects on exercise tolerance and quality of life in patients with heart failure（NYHA class Ⅲ）and cardiac resynchronization therapy. A randomized, prospective observation. *Int J Cardiol*, **199**： 442-447, 2015. doi： 10.1016/j.ijcard.2015.07.041. Epub 2015 Jul 15.

31）Zeitler EP, et al, for the HF-ACTION Investigators：Exercise training and pacing status in patients with heart failure：Results from HF-ACTION. *J Card Fail*, **21**（1）： 60-67, 2015. Published online 2014 Oct 15. doi：10.1016/j.cardfail.2014.10.004

32）Atwater BD, Friedman DJ：Are We Approaching Chronotropy（In）competently? *JACC Heart Failure*, **6**（2）： 114-116, 2018. DOI： 10.1016/j.jchf.2017.10.002

33）Jamil HA, et al：Chronotropic Incompetence Does Not Limit Exercise Capacity in Chronic Heart Failure. *J Am Coll Cardiol*, **67**（16）： 1885-1896, 2016. doi： 10.1016/j.jacc.2016.02.042

34）Gierula J, et al：Rate-Response Programming Tailored to the Force-Frequency Relationship Improves Exercise Tolerance in Chronic Heart Failure. *JACC Heart Fail*, **6**： 105-113, 2018.

35）Fletcher GF, et al, American Heart Association Exercise, Cardiac Rehabilitation, and Prevention Committee of the Council on Clinical Cardiology, Council on Nutrition, Physical Activity and Metabolism, Council on Cardiovascular and Stroke Nursing, and Council on Epidemiology and Prevention： Exercise standards for testing and training：a scientific statement from the American Heart Association. *Circulation*, **128**（8）： 873-934, 2013. doi： 10.1161/CIR.0b013e31829b5b44. Epub 2013 Jul 22.

36）Koplan BA, et al：Heart failure decompensation and all-cause mortality in relation to percent biventricular pacing in patients with heart failure：is a goal of 100% biventricular pacing necessary? *J Am Coll Cardiol*, **53**（4）： 355-360, 2009. doi： 10.1016/j.jacc.2008.09.043.

37）後藤葉一（編著）：国循心臓リハビリテーション実践マニュアル，p.178，メディカ出版，2017.

MB Med Reha **No.262**：**42-48**, 2021

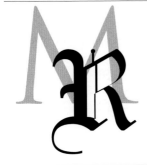

特集／超実践！心臓リハビリテーション治療
―初心者からエキスパートまで―

多疾患併存，重複障害を呈する心疾患患者の リハビリテーション治療

齊藤正和[*1]　森沢知之[*2]　高橋哲也[*3]
藤原俊之[*4]　代田浩之[*5]

Abstract　高齢心疾患患者では，多疾患併存(multi-morbidity)ならびに重複障害 (multi-disability)を認める症例が増加している．多疾患併存や重複障害は，「同時に2つ 以上の慢性疾患や障害が併存している状態」であり，健康寿命の延伸に向けた包括的支援 を要する状態である．一方，多疾患併存や重複障害を呈する心疾患患者に対するリハビリ テーションに関するエビデンスは確立していないのが現状である．多疾患併存または重複 障害を呈する心疾患患者に対して安全かつ有用なリハビリテーションを提供するために は，それぞれの疾患や臓器障害の重症度評価に加えて，臓器連関や障害連関を多角的に捉 えたうえで個々の症例に応じた運動療法や疾病管理を含むテーラーメイドの包括的リハビ リテーションが重要となる．また，そのためには，医療者間の連携および医療者と患者， 家族および地域・在宅領域において療養生活を支援するスタッフとの密なコミュニケー ションが欠かせないのは言うまでもない．

Key words　多疾患併存(multi-morbidity)，重複障害(multi-disability)，心臓リハビリ テーション(cardiac rehabilitation)

はじめに

高齢心疾患患者では，心疾患に加えて，他疾患 を複数保有する多疾患併存(multi-morbidity)な らびに重複障害(multi-disability)を認める症例が 増加している．これらの症例では，心疾患ならび に併存疾患に対する個々の治療目標を達成するの ではなく，基礎心疾患および多疾患併存に留意し ながら多角的治療が必要になる．本稿では，多疾 患併存や重複障害を呈する高齢心疾患患者の特 徴，包括的心臓リハビリテーションを実施する際 のリスク管理および注意点について述べる．

重複障害(multi-disability)とは？

WHO の定義によると multi-morbidity(多疾患 併存)は，「同時に2つ以上の慢性疾患が併存して いる状態」と定義されており，生命予後のみなら ず健康寿命の延伸に向けた複合的かつ継続的なケ アを要する状態と言える．本稿を進めるうえで， multi-morbidity(多疾患併存)と comorbidity(併 存)との違いを明確にする必要がある．Comorbid- ity(併存)は，「主たる慢性疾患に加えて，関連す る疾患を保有する状態」を示す．つまり，高血圧 症，脂質異常症を併存する急性心筋梗塞患者のよ

[*1]　Masakazu SAITOH，〒 113-0033 東京都文京区本郷 3-2-12 御茶の水センタービル 503　順天堂大学保健医療 学部理学療法学科，准教授
[*2]　Tomoyuki MORISAWA，同，准教授
[*3]　Tetsuya TAKAHASHI，同，教授
[*4]　Toshiyuki FUJIWARA，同，教授／同大学大学院医学研究科リハビリテーション医学，教授
[*5]　Hiroyuki DAIDA，同大学保健医療学部，学部長／同大学大学院医学研究科循環器内科，特任教授

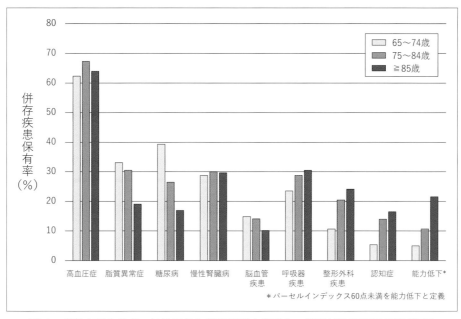

図 1. 高齢心不全患者の年齢区分と併存疾患有病率との関係(CRAFTSMAN 研究)

うに，急性心筋梗塞という主たる疾患に加えて，高血圧症，脂質異常症という併存症を抱える状態である．このような患者では，虚血性心疾患の再発予防などの冠危険因子の是正に向けた疾病管理が主たる治療目標となり，主たる診療は循環器内科で行われる．一方，multi-morbidity(多疾患併存)は，急性心筋梗塞に加えて，認知症，変形性膝関節症，慢性閉塞性肺疾患，慢性腎臓病など「複数の主たる慢性疾患を保有する状態」を示し，複数の診療科の連携が必要な状態である．本稿で述べる重複障害(multi-disability)は，multi-morbidityに伴う同時に複数の障害を保有した状態と考えられる．Kohzuki は，重複障害を視覚障害，聴覚または平衡機能障害，音声・言語または咀嚼機能障害，肢体不自由，内部障害，知的障害，精神障害，高次脳機能障害のうち 2 つ以上を併せ持つ場合，あるいは，内部障害の中の 7 つの機能障害である心機能障害，腎機能障害，冠機能障害，呼吸機能障害，膀胱・直腸機能障害，小腸機能障害，ヒト免疫不全ウイルスによる免疫機能障害のうち 2 つ以上を併せ持つ場合と定義している[1]．

重複障害を呈する心疾患患者の特徴

高齢者では，多疾患併存ならびに重複障害を呈するリスクが高いことが示されている[2]．筆者らの調査においても 65 歳以上の高齢心不全患者において，呼吸器疾患，整形外科疾患，認知症などの併存疾患の有病率が高かった(**図 1**)．また，運動療法に直接的に影響があると推測される呼吸器疾患，慢性腎臓病，脳血管疾患，整形外科疾患，認知症の保有数を調査すると，加齢に伴い複数の併存疾患を保有することが示された(**図 2**)．日本心不全学会ガイドライン委員会編集『高齢心不全患者の治療に関するステートメント』[3]においても，高齢心不全患者の特徴として多疾患併存であることが明記されており[4]~[6]，各臓器連関や障害連関を考慮した複雑な疾病管理の必要性が示されている．また，筆者らの調査においても高齢心不全患者では併存疾患数が増加するに従い，日常生活動作能力が低下していること(**図 3**)に加えて，入院加療に伴う日常生活動作能力の低下(入院関連能力低下)が生じるリスクが高くなることが示されており(**図 4**)，心不全ならびに併存疾患の管理状況に応じながら入院関連能力低下予防に向けた多職種チームによる多角的な取り組みの重要性が示唆されている．また，同時に併存疾患数が多い高齢心不全患者では，入院期心臓リハビリテーションにより日常生活動作能力が改善する症例も認めている．身体機能や日常生活動作能力が低下しているにもかかわらず，適切な運動療法や身体

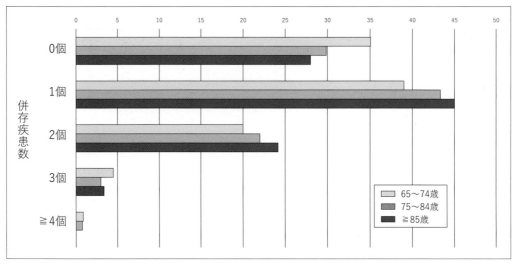

図 2. 年齢区分と併存疾患数との関係（CRAFTSMAN 研究）
高齢心不全患者を対象に運動療法を実施する際に考慮すべき併存疾患である脳血管疾患，整形外科
疾患，呼吸器疾患，慢性腎臓病，認知症の 5 つの保有数を併存疾患数としてカウント

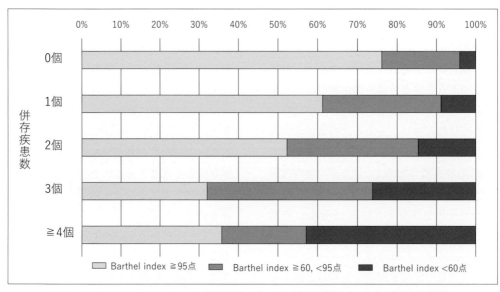

図 3. 併存疾患数と入院時日常生活動作能力レベルとの関連（CRAFTSMAN 研究）
高齢心不全患者を対象に運動療法を実施する際に考慮すべき併存疾患である脳血管疾患，整形
外科疾患，呼吸器疾患，慢性腎臓病，認知症の 5 つの保有数を併存疾患数としてカウント

活動の管理がなされていない重複障害を呈する高齢心不全患者では，リハビリテーションの効果が大きく得られる可能性が考えられている．一方，通院型心臓リハビリテーションプログラムの参加率の結果をみると併存疾患が多いほど参加率が低下している傾向がわかる（**図 5**）．通院型心臓リハビリテーションの参加の阻害要因として，医師からの情報提供や推奨，病院までのアクセス方法などが主要要因として挙げられており，多疾患併存

もしくは重複障害を呈する心疾患患者では，通院型心臓リハビリテーションプログラムに適応困難とみなされ情報提供や推奨がされていないケースや，物理的に通院型心臓リハビリテーションプログラムに参加困難な症例が少なくないことが理由として考えられる．

重複障害を呈する心疾患患者に対する治療戦略

　多疾患併存もしくは重複障害を呈する高齢心疾

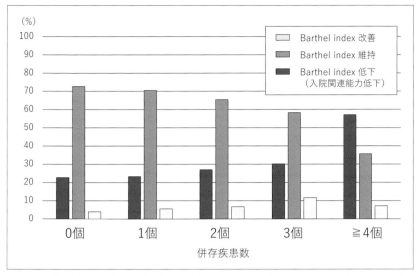

図 4. 併存疾患数と入院加療に伴う日常生活動作能力の変化（CRAFTSMAN研究）
高齢心不全患者を対象に，運動療法を実施する際に考慮すべき併存疾患である脳血管疾患，整形外科疾患，呼吸器疾患，慢性腎臓病，認知症の5つの保有数を併存疾患数としてカウント

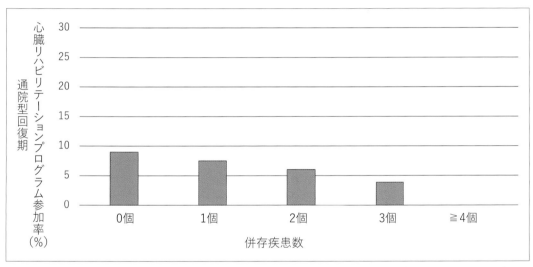

図 5. 併存疾患数と通院型回復期心臓リハビリテーションプログラム参加率（CRAFTSMAN研究）
高齢心不全患者を対象に，運動療法を実施する際に考慮すべき併存疾患である脳血管疾患，整形外科疾患，呼吸器疾患，慢性腎臓病，認知症の5つの保有数を併存疾患数としてカウント

患者者では，老年症候群にも代表される低栄養，骨格筋減少，身体機能低下および身体不活動などによりフレイルや日常生活動作能力低下のリスクが高い．また，多疾患併存や重複障害を呈する心疾患患者では，優先すべき疾患や症状の管理に伴い，他の併存症の管理が不十分となる可能性がある．そのため，従来のガイドラインを遵守した治療戦略に該当しないケースも少なくない．個々の

病態や自覚症状を適切に把握し，医療者-医療者，医療者-患者・家族，地域・在宅医療・福祉領域のスタッフとコミュニケーションを取りながら協同し治療や療養生活の方針決定をしていくことが重要となる（**図6**）．病態，自覚症状ならびに日常生活動作について，"改善"を目的としている取り組みなのか？ "維持や低下予防" もしくは "低下速度の緩和" が目的なのかを明確にしたうえで，定

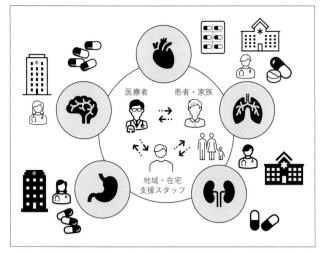

図 6. 多疾患併存や重複障害を呈する
心疾患患者の療養生活支援の連携

期的かつ多角的なアセスメントに基づく治療戦略
や療養生活の支援計画を繰り返し立案する必要が
ある.

重複障害を呈する心疾患患者に対する
リハビリテーションの注意点

多疾患併存ならびに重複障害を呈する心疾患患
者に対するリハビリテーションに関してはエビデ
ンスが確立していないのが現状である. 最近,
Barker らは, 8 週間の従来型の疾患特異的なリハ
ビリテーション(cardiac rehabilitation, heart
failure rehabilitation, pulmonary rehabilitation)
と比較して, 多疾患併存症例に対するリハビリ
テーション(multi-morbidity rehabilitation)が呼
吸・循環器疾患患者のリハビリテーションと同様
に有用である可能性について報告している[7].
Multi-morbidity rehabilitation では, 疾患特異的

な疾病管理指導よりも共通する合併症に関する症
状の変化や関連性および管理方法について指導す
る教育プログラムであることが, 従来の疾病管理
指導プログラムと異なる点である. Barker らの
報告[7]はサンプルサイズが十分ではないものの,
多疾患併存や重複障害を呈する心疾患患者の疾病
管理教育や指導方法に関する新たな知見と言え
る. 多疾患併存および重複障害を呈する心疾患患
者では, 疾患特異的評価・治療に加えて, 多疾患
併存もしくは重複障害の相互作用を捉える評価お
よび治療が重要と考える. そのため, 多疾患併存
や重複障害を呈する心疾患患者に安全かつ有用な
心臓リハビリテーションを実施する際には, **図 7**
に示す 3 つのステップが重要と考える. まずは,
運動療法の安全性や有用性に関連する心疾患や併
存疾患, さらに老年症候群に代表される自覚症状
を把握することである(step 1). 次に心疾患や併
存疾患, さらに老年症候群に代表される自覚症状
の重症度を把握することである(step 2). そして,
最後に, 心疾患や併存疾患, さらに老年症候群に
代表される自覚症状の臓器連関もしくは障害連関
を検討(step 3)したうえで, 運動処方を実施する
ことが重要となる. 実際には多疾患併存や重複障
害を呈する心疾患患者では一般的なリハビリテー
ション実施基準の下限や上限を超えて, 運動療法
に伴うリスクが上昇することを理解して実施する
ことが求められることが少なくない(**図 8**). 例え
ば, 呼吸器疾患併存例であれば, 経皮的酸素飽和
度が一時的に 90% を下回ること, 末期腎不全併存

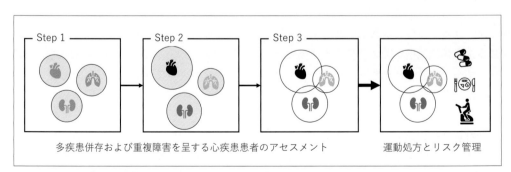

図 7. 多疾患併存や重複障害を呈する心疾患患者のアセスメントの 3 つのステップ

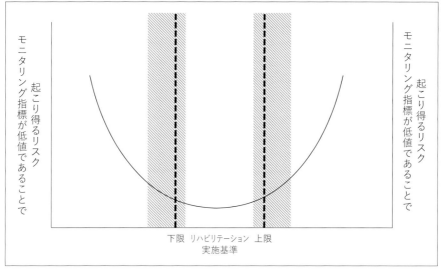

図 8. 多疾患併存や重複障害を呈する心疾患患者のリスク管理
一般に安全に運動療法を実施するため血圧，心拍数，呼吸数や酸素飽和度などのバイタルサインをモニタリングしながら，リハビリテーション実施基準内であることを確認しながら運動療法を実施する．一方，多疾患併存または重複障害を呈する心疾患患者では，時にこれらのリハビリテーション実施基準の範囲を逸脱してしまうことがあるため，それぞれの疾患の重症度や臓器連関または障害連関を多角的に捉え，個々の症例に応じたリスク管理や運動処方を行うことが重要となる．

例では，安静時血圧が180 mmHg を超えている場合などがある．これらの症例では，個々に疾患，病態の臓器連関や障害連関を捉えるために重要なモニタリング指標を選択し，それぞれの許容範囲を決定したうえで運動療法を実施することが重要と考える．

おわりに

多疾患併存または重複障害を呈する心疾患患者に対するリハビリテーションに関する知見は不十分であり，個々の症例に応じたテーラーメイドの包括的リハビリテーションが必要となる．多疾患併存または重複障害を呈する心疾患患者に対して安全かつ有用なリハビリテーションを提供するためにも，心疾患に加えて，併存疾患や老年症候群の重症度，他臓器の機能障害や日常生活動作能力などを多角的に捉えるとともに，その相互作用や連関を考慮し，個々の症例ごとにリスク層別化ならびに運動処方を定期的に実施することが重要と考える．

文 献

1) Kohzuki M：The definition of multimorbidity and multiple disabilities（MMD）and the rehabilitation for MMD. *Asian J Human Services*, **8**：120-130, 2015.
   Summary 重複障害の定義やリハビリテーションのポイントや今後の課題について言及した文献である．

2) Schäfer I, et al：The influence of age, gender and socio-economic status on multimorbidity patterns in primary care. First results from the multicare cohort study. *BMC Health Serv Res*, **12**：89, 2012.
   Summary 75歳以上の後期高齢者では多疾患併存や重複障害を呈するリスクが高いことを示した文献である．

3) 日本心不全学会ガイドライン委員会（編）：高齢心不全患者の治療に関するステートメント．2016.
   Summary 高齢心不全患者の特徴，リハビリテーションや終末期医療を含めた治療や医療体制に関する提言．

4) Guthrie B, et al：Adapting clinical guidelines to take account of multimorbidity. *BMJ*, **345**：e6341, 2012.

5) Zulman DM, et al：Quality of care for patients with multiple chronic conditions：the role of

comorbidity interrelatedness. *J Gen Intern Med*, **29**(3) : 529-537, 2014.

6) Smith SM, et al : Managing patients with multi-morbidity : systematic review of interventions in primary care and community settings. *BMJ*, **345** : e5205, 2012.

7) Barker K, et al : Multimorbidity rehabilitation versus disease-specific rehabilitation in people with chronic diseases : a pilot randomized controlled trial. *Pilot Feasibility Stud*, **4** : 181, 2018.

MB Med Reha **No.262**：49-53, 2021

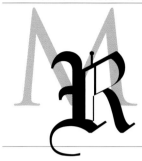

特集／超実践！心臓リハビリテーション治療
―初心者からエキスパートまで―

地域包括ケアシステムにおける 心臓リハビリテーション治療

鬼村優一[*1]　鈴木　豪[*2]　古田哲朗[*3]　弓野　大[*4]

Abstract　地域包括ケアの目的は，重度な要介護状態となっても住み慣れた地域で自分らしい暮らしを人生の最後まで続けることができることを目指すことである．従前より，心臓リハビリテーションは継続率が課題とされており，地域包括ケアの枠組みで継続できる体制を整備することが重要である．

地域包括ケアにおける心臓リハビリテーションは，運動療法のみならず医学的評価，患者教育，および心理社会的因子およびカウンセリングなども含めた，包括的心臓リハビリテーションを行うことが重要である．さらに，在宅療養を行う心不全患者の入院を概観すると，その理由は心不全増悪に限らず，意識障害・脳卒中や骨折，肺炎・感染症なども起こり得るため，心不全増悪以外の再入院を予防するための評価と介入など，幅広い視点から介入することが求められる．

本稿は，地域包括ケアの枠組み内で心臓リハビリテーションを実践するために，実際の心不全症例を取り上げ，その目的と役割を概観した．

Key words　包括的心臓リハビリテーション（comprehensive cardiac rehabilitation），家族介護支援（family care support），訪問リハビリテーション（home visit rehabilitation）

はじめに

継続することで効果が持続することが明らかである心臓リハビリテーションは，継続率の低さが長年の課題とされている．特に，地域包括ケアシステム（以下，地域包括ケア）において遭遇することの多い心不全患者の心臓リハビリテーションに関して，Kamiya らは，心不全患者に対する心臓リハビリテーションは，入院治療から外来通院への継続率がわずか7％であることを報告している[1]．また，我が国においては，心臓リハビリテーションは施設基準を満たした医療機関において医療保険制度の枠組みで行われることが一般的ではあるが，介護保険が適用となる高齢者の多くも心臓リハビリテーションのニーズがあることは言うまでもない．

心不全に関する我が国の大規模登録研究を概観すると，JCARE-CARD が 71 歳，CHART-1 が 69 歳，CHART-2 のステージ C/D 症例で 69 歳といずれの調査でも登録患者の多くが高齢であることが報告されおり[2]，それぞれ報告時より 10～15 年経過していることを考慮すると，心不全患者を地域包括ケアの枠組みで支える体制を整備することが重要である．

[*1] Yuichi ONIMURA，〒 171-0033 東京都豊島区高田 3-14-29 KDX 高田馬場 2F　ゆみのハートクリニック 訪問リハビリテーション部/医療法人社団ゆみの 臨床研究支援部
[*2] Tsuyoshi SUZUKI，ゆみのハートクリニック三鷹
[*3] Tetsuro FURUTA，ゆみのハートクリニック 訪問リハビリテーション部
[*4] Dai YUMINO，医療法人社団ゆみの

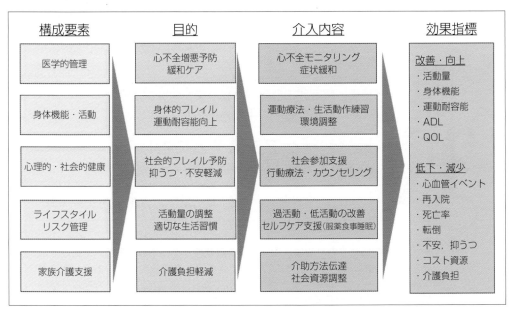

構成要素	目的	介入内容	効果指標
医学的管理	心不全増悪予防 緩和ケア	心不全モニタリング 症状緩和	改善・向上 ・活動量 ・身体機能 ・運動耐容能 ・ADL ・QOL
身体機能・活動	身体的フレイル 運動耐容能向上	運動療法・生活動作練習 環境調整	
心理的・社会的健康	社会的フレイル予防 抑うつ・不安軽減	社会参加支援 行動療法・カウンセリング	低下・減少 ・心血管イベント ・再入院 ・死亡率 ・転倒 ・不安, 抑うつ ・コスト資源 ・介護負担
ライフスタイル リスク管理	活動量の調整 適切な生活習慣	過活動・低活動の改善 セルフケア支援(服薬食事睡眠)	
家族介護支援	介護負担軽減	介助方法伝達 社会資源調整	

図 1. 地域包括ケアシステムにおける心臓リハビリテーションの構造

　地域包括ケアとは，超高齢社会の我が国において団塊の世代が75歳以上となる2025年を目途に，重度な要介護状態となっても住み慣れた地域で自分らしい暮らしを人生の最後まで続けることができるよう，住まい・医療・介護・予防・生活支援が一体的に提供されることを意味する[3]．本稿は，地域包括ケアの枠組み内で心臓リハビリテーションを実践するために，実際の心不全症例を例にその目的と役割を概観する．

地域包括ケアシステムにおける
心臓リハビリテーションの目的と役割

　図1に地域包括ケアにおける心臓リハビリテーションの構造を示した．目指すべき目標は，地域包括ケアにおいても再入院や死亡率の低下，心血管イベントの回避である．さらに心臓リハビリテーションは，運動療法のみならず患者の病態・重症度に関する医学的評価，患者教育，及び心理社会的因子および復職就労に関するカウンセリングも含めること，つまり包括的心臓リハビリテーションを行うことが重要である．**図2**に，当院が訪問診療を行っている心不全患者の入院の要因を示した．対象は，2019年6～9月の間に，当院で訪問診療を行った患者症例108人のうち入院となった43人(平均年齢83±15歳，男性49%)であ

る．在宅医療の視点から心不全患者の入院を概観すると，心不全患者の入院理由は心不全増悪であるとは限らず，意識障害・脳卒中や骨折，肺炎・感染症などによる入院も起こり得るため，心不全増悪以外の再入院を予防するための評価と介入など，幅広い視点から介入することが求められる．

　家族介護支援も地域包括ケアにおける心臓リハビリテーションにおいて重要である．家族介護負担の増大から，住み慣れた地域で自分らしい暮らしを人生の最後まで続けることが困難となることもあるため，介護負担を評価し適切な介助方法の説明・指導，社会支援サービス調整につなげるなども介入内容の1つである．

　また，フレイルへの対応も重要である．身体的フレイルに対しては，従来の心臓リハビリテーション同様に運動療法を用いて介入するが，社会的フレイルを予防することも役割の1つである．もともと行われていた趣味活動が中断されたり，社会的役割が喪失することは，結果的に身体活動量が減少するリスクを内包する．しかしながら，心不全患者においては過剰な身体活動が心不全増悪のリスクにもなり得るため，必要以上に患者の生活に制約をかけないことを意識し，患者の生活全体を患者とともに見直し，参加や活動の支援を行いながらQOLの維持向上を目指す．

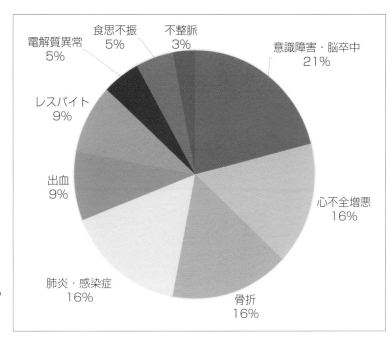

図 2.
在宅医療を受ける心不全患者の
再入院理由

（円グラフ内のラベル）
意識障害・脳卒中 21%
心不全増悪 16%
骨折 16%
肺炎・感染症 16%
出血 9%
レスパイト 9%
電解質異常 5%
食思不振 5%
不整脈 3%

地域における心臓リハビリテーションの実践
（症例紹介：90 歳, 男性, 慢性心不全）

1. 現病歴

X 年 4 月：労作での呼吸困難感, 浮腫が出現し, 心疾患に対する治療開始. 冠動脈の 3 枝病変, 重症大動脈弁狭窄症が判明.

X 年 6 月：胸部圧迫感出現が頻回となり, 左前下行枝に対して血行再建を実施. その後も夜間呼吸困難症状が続くため, 大動脈弁狭窄症の解除が必要と判断し, 経カテーテル的大動脈弁置換術実施.

X 年 8〜9 月：貧血, 心不全症状にて入院加療

X 年 10 月：呼吸苦の訴えが続くものの, 心不全増悪が疑われないため在宅医療の導入が検討され, 当院からの訪問診療および訪問リハビリテーションを開始.

2. 初期評価
1）各種検査結果
【血液検査】

尿素窒素：30.3（mg/dl）, クレアチニン：1.53（mg/dl）, 推算糸球体濾過量：33.5, ナトリウム：139（mEq/l）, クロール：102（mEq/l）, カリウム：4.3（mEq/l）, NT-proBNP：3,202（pg/ml）, アルブミン：3.3（g/dl）, ヘモグロビン量：9.2（g/dl）

【在宅心臓超音波検査】

LVEF：61%, AR：mild, TR：mild to moderate

2）身体機能

Short Physical Performance Battery（SPPB）：7 点/12 点満点

バランステスト：閉脚立位, セミタンデム立位, タンデム立位 10 秒可能（4 点）

歩行テスト：14.97 秒（1 点）

椅子立ち上がりテスト：15.8 秒（2 点）

3）日常生活動作

バーセルインデックス：70 点/100 点（減点：整容, 入浴, 歩行, 階段昇降, 着替え）

4）社会背景

マンションで妻と 2 人暮らし. 家事全般を妻が担っている.

5）趣味活動

入院前は, 近所のマッサージ（自宅から 500 m程度）や喫茶店に行くことを楽しみにしていた.

6）社会資源

介護度：要介護 3

導入サービス：訪問診療（月 2 回）, 訪問看護（週1 回）, 訪問リハビリテーション（週 1 回）

※情報共有は医療用 SNS を活用し, 心不全のモニタリングならびに診療, 看護, 訪問リハビリテーションの情報を共有.

7）目 標

短期目標：日常生活において妻への呼吸苦の訴えを減らす.

長期目標：妻とマッサージや喫茶店に通えるようになる.

8）その他

認知機能：MMSE：23点

肺機能検査：%VC：50％, $FEV_{1.0\%}$：71.5％

3．介入と結果

退院から約1か月弱経過した後に訪問リハビリテーションが開始となった. 屋内での移動はフリーハンド歩行で可能であったが, 週1回の介入でセルフケアの確認, 下肢筋力トレーニング, 歩行練習を実施. マンションの廊下80mを歩行するだけでも疲労感があり, 傾斜があるとふらつくため実用的ではないと判断し, T字杖歩行の練習を行い, 定着に至った.

介入当初から, 妻へ呼吸苦の訴えが頻回で, 対応に苦慮した妻は, 都度当院へ電話相談をしてきていた. しかしながら, 診察時や訪問リハビリテーション時には呼吸苦の訴えがみられず心不全増悪所見も認めないことから, 拘束性換気障害の影響が示唆された. そのため, 医療用SNSを活用し心不全増悪は認めていないことを医師, 看護師, 理学療法士間で確認しながら, 妻が落ち着いて患者に対してサポートができるようにかかわった. さらに訪問リハビリテーションでは, 呼吸理学療法として胸郭の可動性を高めるようにセルフストレッチおよび指導を行い, 本人・家族でも行えるように簡単な内容にとどめた.

その結果, 4か月間の介入で, 再入院や緊急往診などのイベントは発生しなかった. 妻に対する呼吸苦の訴えに関しては, 完全にはなくならないものの, 妻が対応に苦慮して電話をかけてくることはなくなった. 身体機能としてSPPBは7点から8点に改善(立ち上がりテストが改善)した. また, 長期目標としていたマッサージへは, 妻が車椅子を押して何度か通うことができた. しかしながら, 経過の途中で, 主介護者の妻が自宅内で転倒し腰椎圧迫骨折を受傷してしまった. 幸い入院は回避されたが, 硬性コルセットを着用して生活することになったため, 親族の応援や宅配サービスの活用をはかり, 妻の介護負担軽減をはかった. さらに, ショートステイやデイサービスの導入を検討. ショートステイは本人が固辞したため実現には至らなかったが, 本人の趣味活動であったマッサージが受けられるデイサービスが近隣であったため, 施設見学を行い導入に対して前向きに検討がなされている.

4．考 察

現在, 介護保険における訪問リハビリテーションは, 週最大120分と決められているため, 60分を週2回, もしくは40分週3回の介入が限度である. 今後, 介護保険改定で退院直後の訪問リハビリテーションの上限回数は増える予定であるが, あくまで入院による身体機能低下の改善を目指すことが目的となると考えられる. したがって心臓リハビリテーションとして, 定期的な運動習慣を身に着けるためには, 訪問リハビリテーション単独での対応は困難となる. そのため, 運動療法としての効果を目指すのであれば, 日常生活での活動量を増やす, 自主トレーニングを習慣化する, 通所介護等を利用して運動する機会を増やすなどの対応が必要となる. また, 本来心臓リハビリテーションにおける運動処方は, 運動負荷試験に基づき医師が処方することが我が国では一般的であるが, 地域包括ケアにおいては現実的に困難であるため, 運動負荷を漸増していきながら心不全症状のトリガーとならない運動負荷を見定めていくことになる. しかしながら, 本症例にもあるように, 介入時に既に身体的フレイルを呈している症例も多いため, 日常生活における身体活動量をどのよう増やしていくかという視点を優先して検討するようにしている. そのため, 心不全増悪に留意しながらも, 患者の社会参加をいかに創出し, 身体活動につなげるかが地域包括ケアにおける心臓リハビリテーションのポイントであると考えられる. 本症例は, 特にベッドで臥床すること

を好む性格であった．そのため，低負荷での心不全がコントロールされていることを前提として，身体活動量の増加，妻の介護負担軽減を目的に通所介護の利用へとつなげることを目指した．

一方で，再入院を回避することも目的であるため，医師，訪問看護師と介入時の情報を共有し心不全増悪を見逃さない体制を構築することも必要である．しかしながら，従来の心臓リハビリテーションと異なり地域包括ケアにおける介入は，複数の機関がかかわることがほとんどである．そのため，情報共有の手段として医療用 SNS を活用し，医師，看護師，および訪問リハビリテーションで心不全のモニタリングに関する情報共有を行い，妻に対しても何をモニタリングすることが重要かを理解してもらえるように，それぞれかかわった．さらに，定期的に医師や看護師，訪問リハビリテーションがそれぞれ心不全のモニタリング行い，結果を共有することで介護者としての自信を深めることを目指した．その結果，妻も介護者として呼吸苦の訴えに対して不安になり問い合わせてくることも少なくなったと考えられた．

本症例において特徴的であったのは，介入 3 か月目に妻が転倒し腰椎圧迫骨折を受傷したことであった．幸い，入院加療には至らなかったが，現状の介護体制では在宅生活の継続が困難であることが予測されたため，宅配食や，配薬，日用品の配送サービスなどを活用して介護負担の軽減をはかった．家族介護指導の一環として，腰痛を回避するための動作指導を行い，在宅生活が継続できている．

おわりに

地域包括ケアは，我が国の人口構造の変化を見据えた指針ともいえるが，実際は保険者である市町村や都道府県が，地域の自主性や主体性に基づき，地域の特性に応じて作り上げていくことが求められている．しかしながら，心臓リハビリテーションの供給体制は地域格差があることが勝木から報告されている[4]ことから，急性期医療を中心

として行われた心臓リハビリテーションをそのまま地域包括ケアに当てはめることは困難である．同様に，患者にかかわる社会資源体制が一人ひとり異なることを想定すると，自らがどのような役割を担うのか，図 1 の視点から柔軟に対応する姿勢が求められる．また，従来の心臓リハビリテーションは，運動療法や患者教育などが重要視されるが，地域包括ケアにおける心臓リハビリテーションとしては，「心疾患を有する生活者」として，患者をその介護者とともに，どのように支えるかを前提とし，そこに従来の心臓リハビリテーションの知見を上乗せしていくことが重要であると考えられる．

文　献

1) Kamiya K, et al：Nationwide survey of multidisciplinary care and cardiac rehabilitation for patients with heart failure in Japan—An analysis of the AMED-CHF study—. *Cir J*, **83**(7)：1546-1552, 2019.
   Summary　我が国における集学的心不全ケアと心臓リハビリテーションの実施率が明らかになった文献．
2) Shimokawa H, et al：Heart failure as a general pandemic in Asia. *Eur J Heart Fail*, **17**：884-892, 2015.
   Summary　アジア全体の高齢化に伴い，心不全患者が増えていく様相を心不全パンデミックと表現した初めての論文．
3) 厚生労働省：地域包括ケアシステムの実現へ向けて，2019.〔https://www.mhlw.go.jp/stf/seisakunitsuite/bunya/hukushi_kaigo/kaigo_koureisha/chiiki-houkatsu/〕（参照日 2021 年 12 月 10 日）
   Summary　地域包括ケアシステムについて，その概要と事例の説明が厚生労働省からなされている Web ページ．
4) 勝木達夫：心臓リハビリテーションの普及状況における都道府県格差. 日本心臓リハビリテーション学会誌，**20**(1)：91-99，2015.
   Summary　各種届出状況などから得られた情報から，我が国の心臓リハビリテーションの供給体制に都道府県格差があることを示した論文．

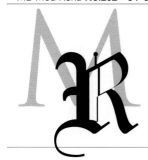

特集／超実践！心臓リハビリテーション治療
―初心者からエキスパートまで―

重症心不全における緩和ケア

大石醒悟[*]

Abstract　生命を脅かす病に関連する苦痛を抱える患者および家族の QOL を向上させるアプローチである緩和ケアと同じく QOL 向上を主な目的とする心臓リハビリテーションはその問題抽出の方法，介入において類似しているものが多い．考え方のモデルとしてがんのリハビリテーションの分類である Dietz の分類を取り上げ，経過における心臓リハビリテーションと緩和ケアの位置づけについて整理する．共有しておきたい知識として，末期における症状緩和の各論や鎮静薬の考え方についても本項で取り上げるが，実臨床において心臓リハビリテーションを継続して提供していくことが緩和ケアの実践にほかならない．誰かがやってくれることに期待するのではなく，読者の皆さまが緩和ケアの概念も含めたリハビリテーションを提供されることを祈念している．

Key words　緩和ケア(palliative care)，Dietz の分類(Dietz's classification)，苦痛への対処法(coping methods with pain)，緩和的鎮静(palliative sedation)

重症心不全患者の心臓リハビリテーション

　心臓リハビリテーションとは，"心血管疾患患者の身体的・心理的・社会的・職業的状態を改善し，基礎にある動脈硬化や心不全の病態の進行を抑制または軽減し，再発・再入院・死亡を減少させ，快適で活動的な生活を実現することを目指して，個々の患者の「医学的評価・運動処方に基づく運動療法・冠危険因子是正・患者教育およびカウンセリング・最適薬物治療」を多職種チームが協調して実践する長期にわたる多面的・包括的プログラムを指す"と定義されている[1]．それぞれの患者に合わせた多面的な対応が望まれており，本稿で取り上げる重症心不全患者では抱える問題も多様である．

　重症心不全患者における運動療法は血行動態が不安定な場合や安静時にも呼吸困難などの症状がある場合には原則禁忌となるが，静脈強心薬投与中であっても安静時の症状がなく，血行動態が安定している場合には歩行訓練などの低強度の運動療法は安全に実施できると報告されている[2]．一方で，重症心不全患者においては運動療法による心不全再増悪や不整脈発生のリスクも高いため，過負荷とならないように工夫を要する．特に強心薬や利尿剤の増量（病状が悪くなっている可能性）や減量（心拍出量低下や溢水をきたす可能性）には注意し，病状に合わせて負荷量を一時的に下げることも検討する必要がある．参考に静注強心薬投与中の心不全患者に対するリハビリテーション動作の中止基準について**表 1**に紹介する[1]．

　重症心不全患者では安静臥床期間も長くなり，デコンディショニングも進行するため，早期からの介入が望まれるが，身体的側面以外にも，抑うつをはじめとした精神症状や心理的側面への介入も必要となる場合も多く，そのような場合にも心臓リハビリテーションで提供される包括的介入は

* Shogo OHISHI, 〒 670-0981 兵庫県姫路市西庄甲 520　兵庫県立姫路循環器病センター循環器内科, 医長

有用である．心臓リハビリテーションは病状が増悪し，不可逆と想定される際にも QOL の高い生活を実現することを目指し提供される治療であり，運動療法の提供が困難であったとしてもそれ以外にでき得ることを探し，提供していく必要がある．

表 1. 静注強心薬投与中の心不全患者に対するリハビリテーション動作の中止基準（国立循環器病研究センターの例）

1. 自覚症状：息切れ・疲労感（Borg 指数 14 以上），意識障害，めまい，ふらつき，冷汗など
2. 心拍数（洞調律の場合）：50/min 未満または 130/min 以上，または安静時より 30/min 以上の増加
3. 収縮期血圧：70 mmHg 未満，または安静時より 20 mmHg 以上の低下
4. 新たな不整脈の出現
5. 経皮的動脈血酸素飽和度（SpO$_2$）：90％未満
6. 点滴ライントラブルの発生

（文献 1 より引用）

緩和ケアと心臓リハビリテーション

緩和ケアは，"生命を脅かす病に関連する問題に直面している患者とその家族の QOL を，痛みやその他の身体的・心理社会的・スピリチュアルな問題を早期に見出し的確に評価を行い対応することで，苦痛を予防し和らげることを通して向上させるアプローチである"と定義されている[3]．

当然のことながら，決して緩和ケアは "がん" に限定して定義されるものでもなく，治療を中断して提供されるものでもなく，苦痛への介入を通して QOL を上げるためのアプローチである．

しかし，緩和ケアは本邦では，がん対策基本法に基づき拡充されてきた歴史があるため，より理解を深めていただくために，がんのリハビリテーションの考え方を次に紹介する．

がんのリハビリテーションでは広く知られている分類に Dietz の分類がある（**図 1**）[4] この分類では，がんと診断された時期から機能低下を予防す

るところから介入し，その後，病状経過に合わせてリハビリテーションの役割が変化することが示されている．

がんと心不全などの循環器疾患では疾患の経過が異なる（**図 2**）[5] とされ，心不全では回復的リハビリテーションから緩和的リハビリテーションまでが混在して提供され得る．現実的にはがん診療も治療の進歩により，増悪と寛解を繰り返す場合も多く，**図 2 右**のような経過を辿ることも少なくない．

緩和ケアと心臓リハビリテーションはともに QOL の向上を目的としており，疾病の経過の中で患者の抱える問題を抽出し，介入していくという方法論も類似している．

心臓リハビリテーションにかかわる医療者はすでに緩和ケアにもかかわっていると認識して差し支えないものと考えられる．

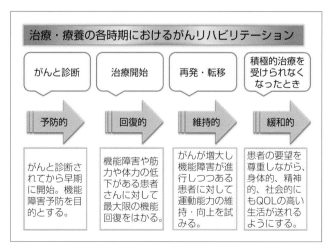

図 1. がんのリハビリテーションの分類（Dietz の分類）
（文献 4 より引用改変）

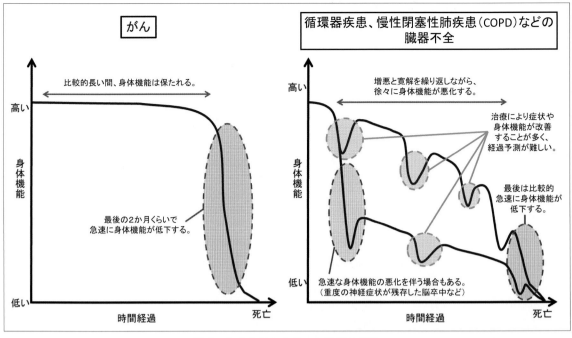

図 2. 生命を脅かす様々な疾患の軌跡

（文献 5 より引用）

症状緩和

重症心不全患者はその経過の中で様々な問題を抱える．緩和ケアの定義では，その問題を痛みやその他の身体的・心理社会的・スピリチュアルな問題として取り上げ，それらの問題は互いに影響を与えるとしている．

本項では，その中でも目の前にある問題として対処すべき身体的苦痛について取り上げる．その他の苦痛への対処などについては 2021 年改訂版『循環器疾患における緩和ケアについての提言』[6]でも紹介されており，参照いただきたい．

1．身体的苦痛の評価

心不全における身体症状は，多種の併存疾患からなる多様な症状を呈するだけでなく，心理的側面，社会的側面，スピリチュアルな側面（自己の存在と意味の消滅から生じる苦痛）に影響をもたらし，心不全関連 QOL の増悪をきたしている．さらに，心不全の症状は各側面が密接に関連し，互いに影響を与えているため，症状評価の際には，身体的，心理的，社会的，スピリチュアルな苦痛といった全人的苦痛の観点から各症状の相互関係を見極め，多面的に評価することが重要となる．

心不全における簡便な症状評価ツールとして NYHA 心機能分類（New York Heart Association functional classification）が用いられるが，評価者間でのばらつきが大きく，多面的評価に用いることもできない．心理的側面などを含めた全体像を把握するうえでは多面的評価が望ましいが，より簡便に用いられ，患者の主観性を重視した症状評価ツールとして，視覚的評価スケール（VAS），数値評価スケール（NRS），簡易表現スケール（VRS），Wong-Baker FACES Pain Rating Scale，ボルグスケール（Borg scale）などがある（図3）[7)8]．これらは，それぞれの症状の強度を量的に評価できる尺度であり，治療効果の評価にも有用である．

2．治療抵抗性の苦痛への対処

前述の通り，心不全の最終段階における身体症状，精神症状は，がんと同様に多岐にわたり，QOL低下につながる．利尿薬，血管拡張薬，強心薬などの使用で改善する身体症状も存在するが，そのような治療にも抵抗性の症状が存在する場合は，オピオイドの使用などの追加薬物療法や非薬物療法，耐えがたい苦痛が存在する場合には妥当性を判断したうえで鎮痛薬や鎮静薬の使用を検討することが選択肢となる（図4）[9]．身体症状，精神症状

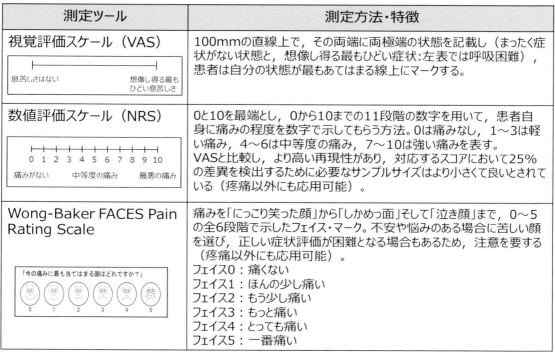

測定ツール	測定方法・特徴
視覚評価スケール（VAS） 息苦しさはない　　　想像し得る最も 　　　　　　　ひどい息苦しさ	100mmの直線上で，その両端に両極端の状態を記載し（まったく症状がない状態と，想像し得る最もひどい症状：左表では呼吸困難），患者は自分の状態が最もあてはまる線上にマークする。
数値評価スケール（NRS） 0 1 2 3 4 5 6 7 8 9 10 痛みがない　中等度の痛み　最悪の痛み	0と10を最端とし，0から10までの11段階の数字を用いて，患者自身に痛みの程度を数字で示してもらう方法。0は痛みなし，1〜3は軽い痛み，4〜6は中等度の痛み，7〜10は強い痛みを表す。 VASと比較し，より高い再現性があり，対応するスコアにおいて25%の差異を検出するために必要なサンプルサイズはより小さくて良いとされている（疼痛以外にも応用可能）。
Wong-Baker FACES Pain Rating Scale 「今の痛みに最も当てはまる顔はどれですか？」 0　1　2　3　4　5	痛みを「にっこり笑った顔」から「しかめっ面」そして「泣き顔」まで，0〜5の全6段階で示したフェイス・マーク。不安や悩みのある場合に苦しい顔を選び，正しい症状評価が困難となる場合もあるため，注意を要する（疼痛以外にも応用可能）。 フェイス0：痛くない フェイス1：ほんの少し痛い フェイス2：もう少し痛い フェイス3：もっと痛い フェイス4：とっても痛い フェイス5：一番痛い

図 3. 主観的症状評価ツール

（文献 7，8 より引用改変）

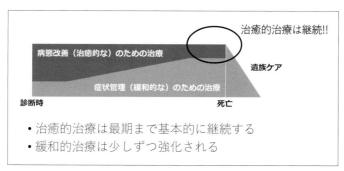

図 4. 心不全の症状緩和のイメージ

（文献 9 より引用改変）

のいずれにおいても症状の原因を把握し，原因に対しての対処を行うこと，症状の程度の経時的な評価を繰り返すことを忘れてはならない．

3．呼吸困難への対処

呼吸困難は心不全患者で最も多く認められる症状であり，末期においても対処を要する場合が多い．心不全の病状増悪に伴うものが主体となるが，倦怠感や不安などから増強することもあるため，包括的評価（身体的評価，心理・スピリチュアル的な評価，社会的評価），臨床的評価（併存疾患，パニック発作，胸腹水の有無など）を行う必要がある．

病態に合わせて，利尿薬，血管拡張薬，強心薬を使用し，治療抵抗性の呼吸困難に対しては，非侵襲的陽圧換気療法（NPPV），ポジショニング，顔面への冷気送風，環境調整（湿度の調整，動きやすい環境），呼吸訓練と有酸素運動，体液バランスの評価と教育，心理的介入，ヨガなどの非薬物療法，オピオイド（モルヒネ，コデインなど）の薬物療法の追加の有効性が報告されている．

末期心不全におけるオピオイド使用は急性心不全における使用よりもエビデンスに乏しく，適切な用量に関するエビデンスは十分ではない．がん領域ではあるが，疼痛での使用量と比べ少量で呼

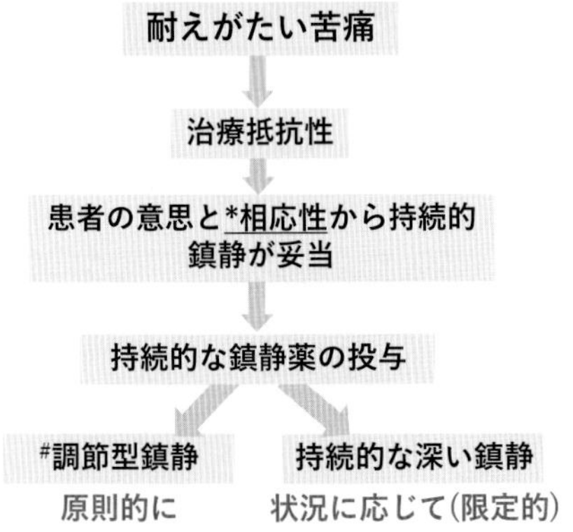

図 5. 治療抵抗性の耐えがたい苦痛に対しての鎮静薬の投与（palliative sedation）

（文献 13 より引用改変）

吸困難感は緩和されることが知られており[10]，心不全でも同様に少量で使用されている．

4．痛みへの対処[11)12]

心不全患者は，狭心痛や関節痛，神経障害性疼痛，治療目的でのカテーテルチューブ挿入に伴うものなど様々な疼痛を訴えることがあり，その原因に合わせて対処が必要である．症状への対処としては，まずアセトアミノフェンの内服や点滴（アセリオ®）の投与を検討し，鎮痛補助薬としてガバペンチン（ガバペン®）やプレガバリン（リリカ®）などの使用を考慮する．同薬剤でも効果が不十分の場合は，モルヒネなどのオピオイドの使用を考慮する．オピオイドの使用方法，副作用および対処法は呼吸困難と基本的には同様である．

疼痛に対する使用では，呼吸困難感に対する場合と比べ十分量を要し，長期にわたることも多いことから，代謝産物の蓄積には呼吸困難と比べさらに十分に注意する必要がある．

NSAIDs の心不全患者に対する投与は，腎機能障害を増悪する可能性があることや，水分貯留を助長し心不全を増悪させる可能性があることから，避けることが望ましい．

5．倦怠感への対処

心不全に伴う倦怠感は治療抵抗性の症状であり，低カリウム血症，β遮断薬使用，睡眠障害，貧血，うつ，デコンディショニングの影響など，介入可能な因子を検討し介入を行う．カリウム補充，利尿薬やβ遮断薬の減量，中止の検討，輸血，

抗うつ薬の投与，心理療法，リハビリテーションなどが対処法として挙げられる．利尿薬やβ遮断薬などは心不全の標準的治療薬として用いられている場合もあり，同薬剤を継続することで得られる治療効果と，中止に伴い得られると想定される症状緩和への効果を勘案し，中止を検討する必要がある．ステロイド薬の投与は溢水の増悪やせん妄を惹起する可能性があり，基本的には控えるべきと考えられる．

6．耐えがたい苦痛に対する鎮静薬の使用

薬物療法・非薬物療法を含む様々な方法でも耐えがたい苦痛が残存する場合には，多職種で検討し，患者・家族とも十分に話し合ったうえで，鎮静薬の使用が選択肢となる（**図5**）[13]．一般的に使用される薬剤には，注射薬としてミダゾラム，デクスメデトミジン塩酸塩（プレセデックス®），プロポフォールがあり，在宅では坐薬であるジアゼパム，フェノバルビタール，ブロマゼパムなども使用される．それぞれの薬剤の特徴として，ミダゾラムは腎で代謝されるため腎障害患者において蓄積する可能性があること，プロポフォールは相対的に呼吸抑制および血圧低下をきたす可能性が高いこと，デクスメデトミジン塩酸塩は使用に伴う呼吸抑制が少ないため呼吸抑制をきたさずに治療を継続したい場合（NPPV 使用の際など）に有用である一方，徐脈をきたすリスクが高いこと，深い鎮静レベルの維持は一般的に難しいことなどが挙げられる．

使用目的に応じて，Richmond Agitation Seda-
tion Scale（RASS）[14]などを用い，目標とする鎮静
の深さ，時間を共有し，薬剤の選択を行う．さら
に使用開始後も必要に応じて持続的な深い鎮静へ
の切り替えを検討し，適宜漸増・漸減する．

心不全の末期に耐えがたい苦痛が存在する場合
の鎮静薬使用は，意図して意識レベルを下げる治
療となるため，治療抵抗性の判断の妥当性，予測
される生命予後が短いことなどを複数名で確認
し，倫理的にも鎮静が妥当と判断された場合に，
目標とする鎮静レベルを共有し開始することが望
ましい．鎮静薬の使用に関しても麻薬と同様，心
不全を対象とした患者群での報告は乏しく，今後
の知見の蓄積が待たれる．

日常生活支援を目的とする
緩和ケアの実践と多職種連携

ここまで述べてきたとおり，緩和ケアは心臓リ
ハビリテーションと非常に親和性の高い概念であ
り，心臓リハビリテーションを継続して提供して
いくことが緩和ケアの実践に他ならない．

Dietz の分類（**図 1**）で取り上げられている緩和
的なリハビリテーションも心臓リハビリテーショ
ンの一部として認識し，患者の要望を尊重しなが
ら多職種で質の高い医療を提供していくことは十
分に可能である．

現行の循環器医療の体制では，緩和ケアの提供
に最も適した医療資源は心臓リハビリテーション
であろうと思われる．

誰かがやってくれることに期待するのではな
く，読者の皆さまが主体的に周囲の医療者や介護
者，場合によっては家族とも協力しながら緩和ケ
アの概念も含めたリハビリテーションを提供され
る．本稿がその一助となれば幸いである．

文　献

1）牧田　茂，安　隆則（班長）：心血管疾患における
　　リハビリテーションに関するガイドライン（2021
　　年改訂版）．日本循環器学会/日本心臓リハビリ
　　テーション学会合同ガイドライン，2021.
　　〔https://www.j-circ.or.jp/cms/wp-content/
　　uploads/2021/03/JCS2021_Makita.pdf〕
2）玉城雄也ほか：重症心不全患者に対する　心臓集
　　中治療室での早期心臓リハビリテーションプロ
　　グラムの導入．心臓リハ 2016；22：71-76.
3）WHO：緩和ケアの定義．2002.〔http://www.
　　who.int/cancer/palliative/definition/en/〕
4）Diez JH：Rehabilitation oncology, John Wiley &
　　Sons, 1981.
5）厚生労働省：第 8 回がん等における緩和ケアの更
　　なる推進に関する検討会　議事次第　平成 30
　　（2018）年 5 月.〔https://www.okican.jp/user
　　files/files/about/board_related/2018/2018_02/
　　20.pdf〕
6）安斉俊久（班長）：2021 年改訂版　循環器疾患にお
　　ける緩和ケアについての提言．日本循環器学会/
　　日本心臓リハビリテーション学会合同ガイドラ
　　イン，2021.〔https://www.j-circ.or.jp/cms/wp-
　　content/uploads/2021/03/JCS2021_Anzai.pdf〕
7）Wong DL, Baker CM：Pain in children：com-
　　parison of assessment scales. *Pediatr Nurs*, **14**
　　（1）：9-17, 1988.
8）飯村直子ほか：Wong-Baker のフェイススケール
　　の日本における妥当性と信頼性．日小児看護会
　　誌，**11**（2）：21-27，2002.
9）Gibbs JS, et al：Living with and dying from heart
　　failure：the role of palliative care. *Heart*, **88**（Suppl
　　2）：ii36-ii39, 2002.
10）日本緩和医療学会：がん患者の呼吸器症状の緩和
　　に関するガイドライン（2016 年度版），金原出版，
　　2016.〔https://www.jspm.ne.jp/guidelines/
　　respira/2016/index.php〕
11）日本医師会（監修）：新版がん緩和ケアガイドブッ
　　ク，青海社，2017.
12）Twycross R（著），武田文和（監訳）：トワイクロ
　　ス先生のがん緩和ケア処方薬，医学書院，2013.
13）日本緩和医療学会：がん患者の治療抵抗性の苦痛
　　と鎮静に関する基本的な考え方の手引き（2018 年
　　版），金原出版，2018.〔https://www.jspm.ne.jp/
　　guidelines/sedation/2018/index.php〕
14）Sessler CN, et al：The Richmond AgitationSeda-
　　tion Scale：validity and reliability in adult inten-
　　sive care unit patients. *Am J Respir Crit Care
　　Med*, **166**：1338-1344, 2002.

もう悩まない！
100症例から学ぶ
リハビリテーション評価のコツ

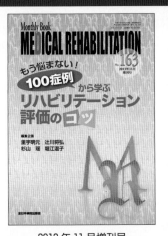

編集企画／里宇明元・辻川将弘・杉山　瑤・堀江温子

2013年11月増刊号
B5判　454頁
定価5,390円：本体(4,900円＋税)

リハ臨床において重要な位置を占める評価.
膨大な評価項目の中からどの評価を，どの時点で，どのように活用するのか，
少ない診療時間の中で，優先度をどこに置き，どのように予後予測やリハ処方に結び付けていくのか，
悩むところではないでしょうか.
本書では，実際の診療の流れに沿って，症例ごとに優先度がどこにあるのかが押さえられます.
評価の流れをマスターしたい初学者のみならず，セラピスト，連携する他科の先生方などにも
是非とも読んで頂きたい1冊です！

Contents

<table>
<tr><td>

＜総　論＞
評価のポイント／診察のポイント／処方のポイント／ADL・IADL
の評価／QOL の評価
＜各　論＞
I. 脳血管障害：急性期（軽度例）／急性期（重度例）／回復期
（ゴールが歩行レベル）／回復期（ゴールが車いす介助レベル）／
生活期（介護度が非常に高い例）／生活期（ゴールが復職）／慢
性期の上肢麻痺例／複合障害例／併存疾患（透析例）／排尿障
害例／自動車運転の可否の判断を要する例
II. 高次脳機能障害：前頭葉症状／失語症／半側空間無視／注
意障害／記憶障害／失認（視覚失認）／失行（limb apraxia）／低
酸素脳症（意欲発動性低下例）
III. 痙　縮：脳卒中上肢／脳卒中下肢／脊髄損傷（ITB）／脳性
麻痺例
IV. 嚥下障害：ワレンベルグ症候群（延髄外側梗塞）／高齢者の
肺炎／頭頸部腫瘍術後／胃瘻の適応となる例
V. 脊髄損傷：高位頸髄損傷例（呼吸器管理）／C6 頸髄損傷
例／対麻痺例（車いすレベル）／対麻痺例（歩行レベル）／高齢の
不全頸髄損傷例／自律神経過反射／排尿障害（核上性）／排便
障害／褥瘡／異所性骨化
VI. 運動器疾患等：関節リウマチ（初期例）／関節リウマチ（進行
例）／肩関節周囲炎／肩関節スポーツ外傷／肘関節スポーツ障
害（上腕骨小頭離断性骨軟骨炎）／手指屈筋腱損傷／慢性腰
痛／膝関節スポーツ外傷／変形性膝関節症／骨粗鬆症／脊椎圧
迫骨折／多発外傷／熱傷／肩手症候群／全身性硬化症（PSS）／
多発性筋炎／大腿骨頸部骨折／腕神経叢麻痺
VII. 高齢者：高齢者の廃用症候群
VIII. 切断・義肢：大腿切断／下腿切断／上肢切断：前腕切断（極
短断端）例／小児切断（筋電義手）：先天性前腕欠損例
IX. 装具：下肢装具の選択／上肢スプリントの選択
X. 呼吸：慢性閉塞性肺疾患（COPD）／間質性肺疾患
XI. 循環器：急性心筋梗塞／心不全
XII. 顔面神経麻痺：顔面神経麻痺
XIII. 神経筋疾患：パーキンソン病（Hoehn-Yahr stage I・II）／
パーキンソン病（Hoehn-Yahr stage III・IV）／筋ジストロフィー

</td><td>

（歩行可能レベル）／筋ジストロフィー（車いすレベル）／ギラン・
バレー症候群／筋萎縮性側索硬化症（ALS）／電気式人工喉頭
例／脊髄小脳変性症（SCD）／多系統萎縮症（MSA）（軽症〜中
等度例）／脊髄小脳変性症（SCD）／多系統萎縮症（MSA）（重
症例）／呼吸管理例／ジストニア（体幹）／痙性斜頸／書痙
XIV. がん・リンパ浮腫：骨転移／リンパ浮腫／食道がん周術期／
造血幹細胞移植例
XV. 小児：脳性麻痺（成長後の歩行困難例）／脳性麻痺（座位保
持困難例）／二分脊椎／外反扁平足／特発性側弯症／運動発達
遅滞／言語発達遅滞／発達障害／NICU 例／ダウン症候群
XVI. 栄養：低栄養例
XVII. 在宅・退院：退院に必要な評価（家屋評価など）
XVIII. その他：遷延性意識障害／抑うつが問題となった例／転換症
状例／透析例

</td></tr>
</table>

**診療前にサッと予習！
外せない評価項目とポイントがパッとわかる！**

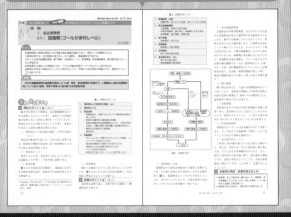

（株）全日本病院出版会

〒 113-0033　東京都文京区本郷 3-16-4
TEL：03-5689-5989　　FAX：03-5689-8030

おもとめはお近くの書店または弊社ホームページ（www.zenniti.com）まで！

MB Med Reha **No.262**：61-66, 2021

特集／超実践！心臓リハビリテーション治療
―初心者からエキスパートまで―

CPX(心肺運動負荷試験)の手順と実際

肥後太基[*]

Abstract　心肺運動負荷試験(Cardiopulmonary Exercise Testing；CPX)は連続呼気ガス分析を併用して行う運動負荷試験であり，運動耐容能の評価やその低下の原因の検索，運動処方や生活強度の指導，さらには生命予後の予測や治療方針決定のために重要な検査である．その施行にあたっては，適応と禁忌を理解したうえで適切な種類の運動負荷と負荷強度を選択する必要がある．

Key words　心肺運動負荷試験(cardiopulmonary exercise testing；CPX)，最高酸素摂取量(peak VO$_2$)，嫌気性代謝閾値(anaerobic threshold)

CPX とは？　目的は？

CPX(Cardiopulmonary Exercise Testing；心肺運動負荷試験)は breath-by-breath 法による一呼吸ごとの連続呼気ガス分析を併用して行う運動負荷試験である(**図1**)．呼気ガス分析を併用しない通常の運動負荷試験同様に，血圧や心拍数，心電図などの安静時および運動負荷時の変化を評価することが可能であると同時に，呼気ガス分析によって，安静時や運動負荷時の各段階での酸素摂取量や二酸化炭素排出量を測定することが可能となる．これによって安静時や運動負荷時の各段階での代謝やエネルギー産生量，ひいては体全体の総合的な機能である運動耐容能の評価が可能である．酸素消費量に影響する要因として，呼吸機能，肺循環，心機能，末梢循環，骨格筋代謝，血液の酸素運搬能，さらには自律神経機能や内皮機能などが挙げられる(**図2**)[1]．安静時および運動負荷時の測定項目の変化から，労作時呼吸困難や運動制限の原因の検索が可能である．また，運動負荷強度を漸増させる「ランプ負荷」を用いた場合には，

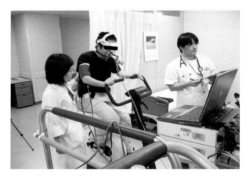

図1．サイクルエルゴメーターによる
心肺運動負荷試験

どの程度の運動強度でこれらの要因の異常が出現するか把握することが可能であることから，病態の把握，運動や活動の安全閾値の把握にも有用である．これをもとに運動処方や日常生活の活動指導が可能になる．運動耐容能は生命予後の予測因子である[2]ことから，心臓移植などの治療方針決定の判断材料としても重要である[3]．

* Taiki HIGO，〒810-8563 福岡県福岡市中央区地行浜1-8-1　国立病院機構九州医療センター循環器センター，部長

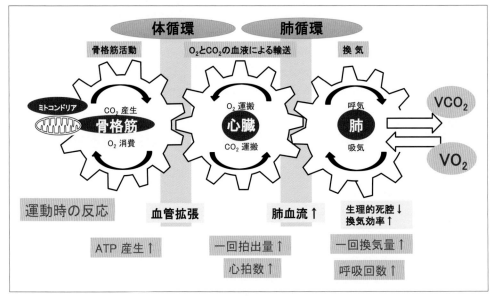

図 2. 運動耐容能に影響する因子

（文献 1 より改変）

表 1. 運動負荷試験の禁忌

絶対的禁忌
1. 2 日以内の急性心筋梗塞
2. 内科治療により安定していない不安定狭心症
3. 自覚症状または血行動態異常の原因となるコントロール不良の不整脈
4. 症候性の重症大動脈弁狭窄症
5. コントロール不良の症候性心不全
6. 急性の肺塞栓または肺梗塞
7. 急性の心筋炎または心膜炎
8. 急性大動脈解離
9. 意思疎通の行えない精神疾患

相対的禁忌
1. 左冠動脈主幹部の狭窄
2. 中等度の狭窄性弁膜症
3. 電解質異常
4. 重症高血圧*
5. 頻脈性不整脈または徐脈性不整脈
6. 肥大型心筋症またはその他の流出路狭窄
7. 運動負荷が十分行えないような精神的または身体的障害
8. 高度房室ブロック

*：原則として収縮期血圧>200 mmHg，または拡張期血圧
>110 mmHg，あるいはその両方とすることが推奨されて
いる．

（文献 4 より）

CPX の手順

1．CPX の準備

1）検査の目的と適応・禁忌の把握

CPX の検査の前に，CPX の検査の目的と適応・禁忌を把握することが重要である．すなわち，CPX によって何を評価し，どのような情報を得ることを目的としているのかを確認しておく．例えば急性心筋梗塞発症後早期の運動処方決定を目的で行う場合には，必ずしも症候限界の最大負荷までかけることは必要なく，後述する嫌気性代謝閾値とそのときの負荷強度を把握することが主たる目的となる．また被検者が CPX の禁忌に該当しないか確認する必要がある（**表 1**）[4]．

2）呼気ガス分析装置

連続呼気ガス分析装置は流量計，酸素分析計，二酸化炭素分析計によって構成される．検査の正確性を担保するためには，検査前にこれらの校正（キャリブレーション）を行う必要がある．

3）運動負荷装置

サイクルエルゴメーターもしくはトレッドミル装置が用いられる．運動負荷法の選択は年齢や体格，筋力や四肢麻痺の有無，あるいは処方する運動の種類などによって決定する．心臓ペースメーカーのレートレスポンス機能の評価や設定を目的とする場合にはトレッドミルを選択する．

a）サイクルエルゴメーター：サイクルエルゴメーターはトレッドミルと比較して，負荷量の調節が容易で定量負荷が可能であること，体位変動が少ないことから安定したデータが得られやすいこと，転倒の危険性が低いという利点がある一方

で，被検者の努力意思によって負荷が中止されやすいこと，トレッドミルに比べて動員される筋群が少なく最大酸素摂取量が低くなることが多いという欠点がある．また，サドルやハンドルの高さの調節も検査結果に大きく影響する．サドルは被検者のかかとをペダルの中央に置いた状態で膝関節がまっすぐ伸びるように高さを目安として調整し，その後，母趾球でペダルの中央を漕げるよう足の位置を調整する．ハンドルの位置も状態を起こして腕が軽く曲がる程度に調整する．またサイクルエルゴメーターの負荷強度については定期的な校正が必要であることも忘れてはいけない．

b）トレッドミル：トレッドミルは速度や傾斜を自由に設定できる点，被検者が恣意的に運動量を軽減することができないことから，より最大負荷に近い負荷をかけることが可能である点が利点である一方で，下肢筋力の低下がある場合には困難であること，転倒の危険性があることなどが欠点である．トレッドミルでも酸素摂取量が直線的に増加するように速度と傾斜をコントロールするトレッドミル用ランプロトコールが用いられることが多い．トレッドミルによる運動負荷の場合には被検者の歩行姿勢も重要である．被検者の慣れや検査に対する不安感から腰がひけて引きずられるような歩行姿勢になると転倒や装置からの転落などの危険性も大きくなることから，実際の負荷試験を開始する前かウォームアップ時に遅いスピードで検査が安全に行えるか確認しておくほうが望ましい．腕を伸ばした状態で軽く手すりを握り，上体を起こして歩幅を大きくして足を前に置いてくるように説明・指導する．また検査中には装置の騒音がサイクルエルゴメーターより大きくなることから症状出現時や症候限界時の意思伝達法を確認しておく．

c）フェイスマスク：呼気ガス分析のためにフェイスマスクを使用するが，被検者の口や顎の大きさ，形を考慮し適切なサイズのマスクを選択する．マスクをバンドで固定し，マスクの前を押さえながら息を吐き出してもらい，口角や鼻根部近傍から空気漏れがないように調整する．ただし空気漏れを懸念するあまりバンドを強く締めすぎるとマスクの圧迫感のために被検者が息苦しさを訴えやすくなることがある．

d）心電図電極と血圧計の装着：運動負荷中は血圧，心電図のモニタリングによる心拍数の確認，不整脈や虚血性変化の連続的な評価は極めて重要である．運動負荷中に心電図電極が外れて心電図モニタリングが困難にならないよう，正しい位置に負荷心電図専用の粘着力の強い電極を用いることが望ましい．血圧計についてもマンシェットを正しい位置にずれないように装着して血圧測定が容易であることを確認しておく．

e）環境整備：運動負荷試験に適した環境，すなわち採光と換気が良好で，$20 \sim 25$℃の室温，$40 \sim 60$％の湿度を保つよう心掛ける．また，運動負荷中の心事故に備えて，救急カートや除細動器などを準備しておく．検査に従事する医療者も救急対応ができるようトレーニングを積んでおく必要がある．

2．検査の実際

1）ランプ負荷強度の設定

運動負荷時間が10分前後になるようにランプ負荷強度を設定する．運動時間が短すぎると得られる測定データが少なく，また運動時間が長すぎると被検者が飽きてしまい，いずれの場合も正確な評価が困難になる．心疾患患者では10ワットランプとすることが多いが，被検者が40歳未満や運動習慣がある場合には$15 \sim 20$ワットランプとし，フレイルや重症の患者の場合には5ワットランプにするなどの配慮が必要である．

2）安静時評価

被検者が緊張したり，周囲の会話に反応したりすると過呼吸気味になることがある．酸素消費量やガス交換比などが安定していることを確認した後に運動負荷を開始する．

3）ウォームアップとランプ負荷

ウォームアップはサイクルエルゴメーターを用いる場合，20ワットで4分間としている施設が多

表 2. 運動負荷試験の中止基準

絶対的中止基準
1）負荷強度の増加にもかかわらず，収縮期血圧が開始前*より 10 mmHg 以上低下し，他の心筋虚血徴候を伴う
2）中等度から重度の狭心症上
3）中枢神経症状の増強（例：失調，めまい，失神）
4）末梢循環不全の徴候（チアノーゼ，皮膚蒼白）
5）心電図や収縮期血圧モニターの技術的困難
6）被検者からの中止要求
7）持続性心室頻拍
8）異常 Q 波を伴わない誘導（V1toaVR を除く）での 1.0 mm 以上の ST 上昇

相対的中止基準
1）負荷強度の増加にもかかわらず，収縮期血圧が開始前より 10 mmHg 以上低下し，他の心筋虚血徴候を伴わない
2）ST 変化（2 mm 以上の水平型または下降型の ST 低下）または QRS 波の顕著な軸偏位
3）持続性心室頻拍以外の不整脈（多源性心室性期外収縮，心室性期外収縮の 3 連発，上室性頻拍，心ブロックまたは徐脈）
4）疲労，息切れ，喘鳴，下肢の痙攣または跛行
5）心室頻拍と鑑別不能な脚ブロックあるいは心室内変更伝導の出現
6）胸痛の増強
7）高血圧反応（収縮血圧 250 mmHg 以上または拡張期血圧 115 mmHg 以上）

*：開始前血圧とは負荷試験開始直前に負荷中と同じ体位で測定された値である

（文献 5 より）

いが，20 ワット以下の低強度の負荷でも正確に負荷を設定できる機器を用いている場合にはそれ以下の負荷で行っても良い．またウォームアップの時間についても酸素摂取量がプラトーに達することが確認できれば 4 分間まで必ずしも待つ必要はない．サイクルエルゴメーターではペダルを漕ぐ回転数は検査結果に影響を与える可能性があり，おおむね 50〜60 rpm を維持できるよう電子メトロノームなどのピッチ音や掛け声に合わせて漕ぐよう指示すると良い．

4）検査の中止基準

運動負荷試験の中止基準を**表 2** に示す[5]．症候限界まで行う場合には息切れまたは下肢疲労で終了することが多い．負荷が十分であったかどうかは，ガス交換比の最大値（peak RQ）が 1.10 以上であることとされており，1.05 未満の場合は負荷不十分であり運動耐容能の評価には適さないとされている．

5）負荷終了後

運動終了後から回復早期にかけて急激な血圧低下や心拍数低下を認め，冷や汗や吐き気，気分不良などを伴うことがあり注意が必要である．運動負荷終了後にクールダウンをすることで迷走神経

の過度の亢進によるこれらの変化を予防できることがあるが，実際にこれらの反応が生じた場合には被検者を臥位にして下肢挙上をしたり，補液や硫酸アトロピンや昇圧薬などの投与を行い，症状徴候が改善するまで観察を続ける．

CPX の主な測定項目と基本的な解釈

CPX で測定，または計算で得られる主な項目について**表 3**，**図 3**[4] に示す．

1．酸素摂取量（VO₂）

VO_2 は体内で産生されるエネルギー源であるアデノシン 3 リン酸（ATP）と相関することから，負荷時の VO_2 の最高値である最高酸素摂取量（peak VO_2）が，被検者の最大運動能力である運動耐容能の指標として用いられる．Peak VO_2 は，運動中の最高酸素輸送能と最高酸素利用能によって規定され，前者は心拍出予備力と血管拡張能や骨格筋への潅流圧に，後者は骨格筋の量と質，その代謝能に依存する．また，peak VO_2 は心不全患者の最も鋭敏な予後予測因子の 1 つであることが報告されており，心臓移植の適応基準に重要な指標として用いられている．具体的には peak VO_2 <14 ml/min/kg や予測率 50％ 未満は予後が不良であり心

表 3. CPX の主な測定項目・計算項目・解析項目

直接の測定項目	呼気中二酸化炭素分圧	$PETCO_2$
	呼気中酸素分圧	$PETO_2$
	1 回換気量	Tidal Volume；TV
	呼吸回数	Respiratory rate；RR
計算項目	分時酸素摂取量	VO_2
	分時二酸化炭素排出量	VCO_2
	分時換気量	VE
解析項目	二酸化炭素排出量に対する換気当量	VE/VCO_2
	酸素摂取量に対する換気当量	VE/VO_2
	ガス交換比	$RQ(=VCO_2/VO_2)$
	酸素脈(＝酸素摂取量／心拍数)	O_2 pulse(＝VO_2/HR)
決定項目	最高酸素摂取量	Peak VO_2
	嫌気性代謝閾値	Anaerobic threshold；AT
	呼吸性代償点	Respiratory compensation point；RC point

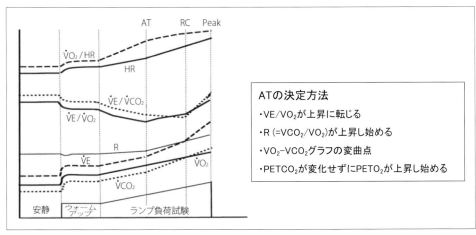

図 3. Ramp 負荷中の CPX パラメーターの変化と AT

臓移植適応となり得る[3].

2. 嫌気性代謝閾値(AT)

AT は好気性代謝に嫌気性代謝が加わり，それに起因するガス交換の変化が生じる直前の VO_2 である．運動強度が高くなって嫌気性代謝が始まると，乳酸産生が生じ，体内の重炭酸イオンで緩衝されて二酸化炭素を生じることから，VO_2 の増加に比して二酸化炭素排出量(VCO_2)や分時換気量(VE)の増加が大きくなる．AT レベルの運動は長時間継続が可能であり，血圧や心拍数の上昇反応が小さく，心疾患の患者でも安全な運動強度であるとされており，運動処方や日常生活の推奨される強度の目安とされている．CPX から AT を決定する指標を図3に示す．AT は peak VO_2 と同様，

予後とも相関する.

3. 呼吸性代償点(RC point)

VE/VCO_2 が持続的な上昇をはじめ，PET CO_2 が持続的な下降を始める点を RC point という．RC point を過ぎるとアシドーシスが進行することから，運動の終点が近いことを示唆する.

4. VE v.s. VCO₂ slope

心不全患者では浅くて速い呼吸となり死腔換気が増加する．運動負荷時の換気血流不均等も増大し死腔換気量が増大することから VE v.s. VCO_2 slope が増大する.

VE v.s. VCO_2 slope＞34 が予後不良と相関することが報告されている.

CPX のコツ

CPX は運動耐容能を評価する場合には症候限界性で行うことから，被検者のやる気や意思に左右されやすい．検査開始前に症候限界を目指すことや運動耐容能が予後と相関することを伝えて被検者のやる気を喚起することが望ましい．運動負荷が始まった後，特に AT を過ぎてからは，運動負荷を継続して行えるようにピッチに合わせた声掛けや励ましが望ましい．さらに症候限界が近づくと顔の揺れが大きくなってフェイスマスクからの空気漏れが生じやすくなり正確な評価が困難になる．顔は正面を向いて大きく動かさないように指導し，空気漏れが生じにくいよう心掛ける．

文　献

1) Wasserman K, et al：Principles of Exercise Testing and Interpretation, Lippincoff Williams & Wilkins, 2011.
2) Myers J, et al：Exercise capacity and mortality among men reffered for exercise testing. *N Engl J Med*, **346**：793-801, 2002.
3) Mancini DM, et al：Value of peak exercise oxygen consumption for optimal timing of cardiac transplantation in ambulatory patients with heart failure. *Circulation*, **83**：778-786, 1991.
4) 牧田　茂，安　隆則（班長）：心血管疾患におけるリハビリテーションに関するガイドライン（2021 年改訂版）．日本循環器学会／日本心臓リハビリテーション学会合同ガイドライン，2021.
5) American College of Sports Medicine：ACSM's Guidelines for Exercise Testing and Prescription, 11th ed, WOLTERS KLUWER, 2021.

MB Med Reha **No.262**：**67-73**, 2021

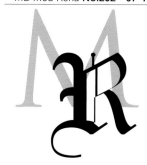

特集／超実践！心臓リハビリテーション治療
─初心者からエキスパートまで─

CPX（心肺運動負荷試験）を
臨床にどう応用するか？

河野裕治[*1]　船戸優佑[*2]　安藤有美[*3]
北川文彦[*4]　大高洋平[*5]　井澤英夫[*6]

Abstract　心肺運動負荷試験（CPX）は，運動耐容能の評価や運動時の心機能評価など様々な目的で実施される．特に安静時では評価できない運動時（活動時）の心機能を評価できることから，リハビリテーション分野では適切な運動機能と運動時の心機能評価により，運動処方や日常生活の活動処方をするために活用することが基本となる．CPX では最高酸素摂取量や嫌気性代謝閾値などの値が注目されるが，CPX 中の各指標の変化など数値では表現できない重要な情報も多く存在する．したがって，運動負荷中の各指標の変化や軌跡を丁寧に観察し，正確な病態評価やリスク層別を評価することで，治療や運動処方・日常生活活動処方に活かしていくことが重要である．

Key words　心肺運動負荷試験（cardiopulmonary exercise testing；CPX），リスク層別（risk stratification），病態評価（disease severity），運動・活動処方（exercise and ADL prescription）

はじめに

心肺運動負荷試験（Cardiopulmonary Exercise Testing；CPX）は，通常の運動負荷試験に呼吸ガス代謝分析装置を併用することで，運動時の血行動態が評価できる有用な検査である．CPX は運動耐容能の評価，運動時心ポンプ応答の評価，運動時不整脈の評価，心筋虚血のスクリーニング，心不全の重症度評価，心不全の症状の精査，運動（日常生活活動）処方，治療効果判定など種々の目的で実施される[1]．特にリハビリテーション分野では，適切な運動機能と運動時心機能を評価することにより，運動処方や日常生活の活動処方をする

際に活用することが重要となる．本稿では実際の虚血性心疾患，心不全，フレイル症例の CPX の結果を提示し，CPX の特徴と運動処方という観点から臨床応用について概説する．

虚血性心疾患症例（心不全非合併症例）に
対する CPX

虚血性心疾患患者に対する CPX は，有意残存狭窄を有する患者の虚血評価に有用である．心筋虚血の診断には心筋シンチグラフィーがゴールドスタンダードであるが，心筋シンチグラフィーは，ある一点の運動強度や薬剤負荷に対する心筋虚血を評価するのに対し，CPX は漸増負荷で行う

[*1] Yuji KONO, 〒470-1192　愛知県豊明市沓掛町田楽ヶ窪1-98　藤田医科大学病院リハビリテーション部／藤田医科大学医学部リハビリテーション医学Ⅰ講座
[*2] Yusuke FUNATO, 同大学医学部循環器内科学，助教
[*3] Yumi ANDO, 同大学病院臨床検査部
[*4] Fumihiko KITAGAWA, 同
[*5] Yohei OTAKA, 同大学医学部リハビリテーション医学Ⅰ講座，主任教授
[*6] Hideo IZAWA, 同大学医学部循環器内科学，教授

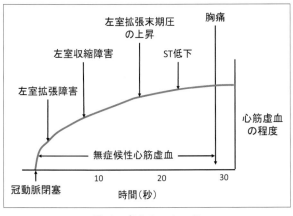

図 1. 虚血カスケード

（図中ラベル）
左室拡張末期圧の上昇
胸痛
左室収縮障害
ST低下
左室拡張障害
心筋虚血の程度
無症候性心筋虚血
冠動脈閉塞
時間（秒）

ため心筋虚血が出現する運動強度や活動レベルが同定できる利点がある．実際に冠動脈造影検査（coronary angiography；CAG）で90%以上の有意狭窄が存在しても嫌気性代謝閾値（anaerobic threshold；AT）レベル以下の運動強度で虚血変化を認めることは稀である．心筋虚血の判定には，一般的に12誘導心電図のST変化を観察するが，心筋が虚血に曝された場合は左室拡張能の低下→左室収縮能の低下→左室充満圧の上昇→ST低下→胸痛の順番で出現するため，ST変化よりも早い段階で左室の拡張能や収縮能が低下する（図1）[2]．CPXでは左室拡張能や収縮能の変化を直接評価することは困難であるが，1回拍出量を反映する指標である酸素摂取量を心拍数（heart rate；HR）で除した値（VO_2/HR）の変化を観察することで，左室機能に対する変化を評価することが可能となる．通常VO_2/HRは運動負荷に比例して直線的に増加するが，心筋虚血が疑われる場合はVO_2/HRの増加の傾きが減少するポイントが出現する（図2-b）．しかし，この場合でもpeakVO_2/HRが基準値の範囲であれば（基準値：10±1以上），1回拍出量が十分に増加していることから心筋虚血ではない可能性もある．この他にも，心筋虚血による1回拍出量の増加不良をHRで代償するため，HRの増加が変化するポイントもVO_2/HRと併用して心筋虚血を疑う所見として用いられる．

【症例1】65歳，男性．5年前に急性心筋梗塞を発症し，その後，外来通院していた．ゴルフなどの活動時に胸部の違和感を感じることがあったため，心筋虚血評価目的でCPXを実施した．左室駆出分画（left ventricular ejection fraction；LVEF）は26%と低下しているが，肺機能や身体機能には低下を認めなかった．CPXの結果を図2，表1に示す．終了理由は下肢疲労による回転数不足であったが，終了時のガス交換比（R）が1.17と酸素供給系である心肺にも十分な負荷がかけら

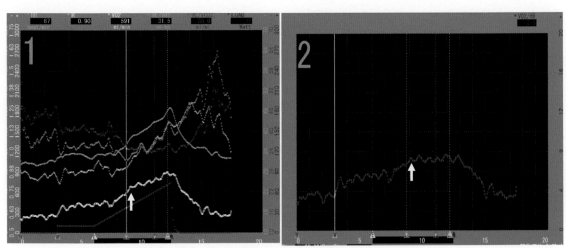

図 2. 症例1：65歳，男性のCPXの結果（Ramp：10 W，回転数：50 rpm）　　　　a｜b
a：VO_2（白線）の推移は，ATを超えた後（白矢印）で増加する傾きが変化している．
　　同様のポイントでHR（青線）の傾きも変化していることが，観察される．
b：VO_2/HR（赤線）もATポイント後（白矢印）で平坦になっている．

表 1. 症例 1：65 歳, 男性の CPX の結果

・運動時間	6 分 09 秒	・peak R	1.17
・終了理由	下肢疲労(回転不足)	・peak VO_2	11.5 ml/kg/min(48%)
・終了時疲労感(Borg)	C5/L3	・AT VO_2	7.6 ml/kg/min(46%)
・rest BP	118/75 mmHg	・peakVO_2/HR	7.4 ml/beat
・peak BP	162/78 mmHg	・VE/VCO_2-slope	29
・rest HR	69 bpm	・ΔVO_2/ΔWR	10.9(106%)
・peak HR	121 bpm	・peak RR	23.7
・SpO_2 at peak	96%	・peak VE	38.0 l
・心電図	変化なし	・peak VE/MVV	0.3
		・min VD/VT	0.30(>0.3)

れた. 最高酸素摂取量(peakVO_2)は 11.5 ml/kg/min と低値であったが, 運動中の心電図変化は認めなかった. 注目するポイントは, **図 2-a** の VO_2 (白線)で推移は AT を超えた後(白矢印)で増加する傾きが変化しており, さらに同様のポイントで HR の傾きも変化していることが観察される. さらに**図 2-b** の VO_2/HR も AT ポイント後(白矢印)に平坦になっており, peakVO_2/HR も 7.4 と低値を示した. 今回の CPX 中では胸痛や 12 誘導心電図上の ST 低下を認めなかったが, CPX の結果からは心筋虚血を疑う所見を認め, さらに AT を超えてすぐの運動強度であった. このことから, 日常生活でも容易に達する強度であると判断され, 後日 CAG を実施したところ左回旋枝の #12 と #15 に 90% 狭窄を認めた.

心不全症例に対する CPX

心不全患者に対する CPX は予後評価, 運動時心機能評価, 心不全症状の原因精査に有用である. CPX 指標で心不全の予後関連指標は多く報告されており, 特に peakVO_2<14 ml/min/kg や VE/VCO_2-slope>34 は予後不良の予測因子として, 心不全の重症度分類にも用いられている[3]. また運動時心機能評価に関しては, 特に LVEF が低下した心不全(HFrEF)患者の運動時心ポンプ機能の評価に有用である. HFrEF 患者は, 安静時の LVEF が低下していても運動時の交感神経刺激により LVEF が改善する左室収縮予備能を有する症例も存在する. この左室心収縮予備能は peakVO_2 と強い正の相関があることが報告されて

おり[4], LVEF が低値であっても peakVO_2 が保たれた症例は左室収縮予備能が保たれていると判断できる. さらに 1 回拍出量を反映する peakVO_2/HR が基準範囲(>10±1)であれば心収縮予備能が比較的保たれていると判断される. このように心不全に対しては, 心不全の予後, 運動時の心機能リスク層別にも有用であるが, 本稿で強調したいポイントは心不全症状の原因精査に有用であるという点である.

心不全症例の運動時の症状として最も多いものは呼吸困難感(息切れ)である. 心不全患者の息切れの原因には, ① 心拍出量の低下, ② 肺うっ血, ③ 呼吸パターンの異常反応, ④ 交感神経活性の亢進などの心不全の病態に起因するものや, ⑤ 軽度の肺気腫や, ⑥ 貧血などの併存症に起因するものが挙げられる. ① は peakVO_2 や peakVO_2/HR の低下, ② は死腔換気率を示す minVD/VT の増大(目安：>0.3)や SpO_2 の低下, ③ は rapid and shallow breathing を表す TV/RR slope の低下(目安：<90), ④ は安静時 HR の上昇や運動時心拍応答を示す ΔHR/ΔWR の低下(目安：<0.5), ⑤ は SpO_2 の低下や air trapping を表す 1 回換気時間に対する吸気時間(Ti/Ttot)の減少(目安：<0.4), ⑥ は安静時 HR の上昇や peakVO_2 の低下として CPX の結果では観察される[5]. また近年増加している高齢心不全患者では, 末梢骨格筋からの筋交感神経活性(ergoreflex)の亢進による呼吸困難感の増大も認められる. Ergoreflex は筋力低下が起因となるため, CPX では終了時のガス交換比(RER)<1.10 の場合で呼吸困難感が強い場合は,

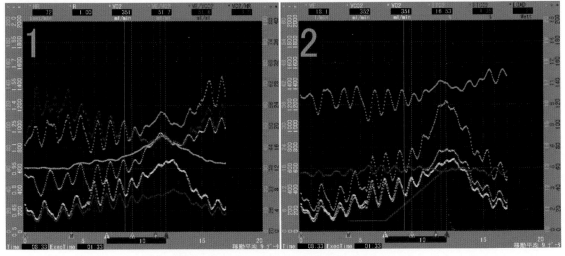

図 3. Exercise oscillatory ventilation（EOV）

表 2. 症例 2：67 歳，男性の CPX の結果

・運動時間	5 分 17 秒（62 W）	・peak R	1.25
・終了理由	下肢疲労（回転不足）	・peak VO$_2$	11.3 ml/kg/min（48%）
・安静時血圧	88/65 mmHg	・AT VO$_2$	6.9 ml/kg/min（44%）
・終了時血圧	96/52 mmHg	・peakVO$_2$/HR	9.5 ml/beat
・安静時心拍数	61 bpm	・VE/VCO$_2$-slope	40.7
・終了時心拍数	66 bpm	・ΔVO$_2$/ΔWR	4.75
・安静時 SpO$_2$	98%	・呼吸数（peak）	34.4 回
・終了時 SpO$_2$	96%	・分時換気量（peak）	36.0 l
・心電図	変化なし	・peak VE/MVV 　→換気予備量	0.31 1−0.31＝0.69
		・死腔換気率（VD/VT）	0.32

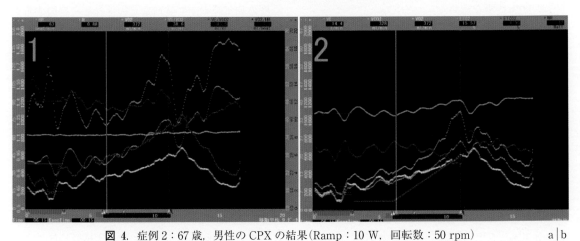

図 4. 症例 2：67 歳，男性の CPX の結果（Ramp：10 W，回転数：50 rpm）　　　　　a｜b
　a：HR（青線）が安静時から運動終了時まで上昇せず変時性不全を認めた．
　b：VO$_2$/HR（赤線）は負荷強度の増加に伴い直線的に増加している．

表 3. 症例 3：74 歳，男性の CPX の結果

・運動時間	5 分 00 秒 (60 W)	・peak R	1.07
・終了理由	呼吸困難 (回転不足)	・peak VO_2	11.0 ml/kg/min (49%)
・終了時疲労感 (Borg)	C5/L4	・AT VO_2	同定不可
・安静時血圧	118/75 mmHg	・$peakVO_2$/HR	5.1 ml/beat
・終了時血圧	161/75 mmHg	・VE/VCO_2-slope	48.1
・安静時心拍数	69 bpm	・$\Delta VO_2/\Delta WR$	5.33
・終了時心拍数	112 bpm	・呼吸数 (peak)	29.4 回
・安静時 SpO_2	98%	・分時換気量 (peak)	33.1 l
・終了時 SpO_2	96%	・peak VE/MVV →換気予備量	0.64 1−0.64＝0.36
・心電図	異常なし	・死腔換気率 (VD/VT)	0.45

ergoreflex の亢進を疑う．また心不全に特徴的な CPX の所見として，運動時の周期性呼吸 (exercise oscillatory ventilation；EOV) が挙げられる．EOV は CPX では**図 3**のように各指標が周期的に変化する現象として認められ，交換神経活性の亢進を反映しており中枢性睡眠時無呼吸症候群や Cheyne-Stokes 呼吸との関連が強いと考えられている[5]．

【症例 2】67 歳，男性．基礎疾患は拡張型心筋症と大動脈弁逆流症で大動脈弁置換術を実施された．退院 6 か月後より徐々に体重増加と下腿の浮腫が出現し心不全増悪で入院となった．各種検査では Hb：10.2，NT-proBNP：20,724，LVEF：17% と重度の左室収縮能の低下を認めた．退院時に実施した CPX の結果を**表 2**，**図 4**に示す．終了理由は下肢疲労による回転数不足であり，$peakVO_2$ が 11.3 ml/kg/min と低値であり，さらに VE/VCO_2-slope が 40.7 と高値であった．本症例の特徴は HR (**図 4-a** 青線) が安静時から運動終了時まで上昇せず，変時性不全 (chronotropic incompetence；CI) を認めた．しかし VO_2/HR (**図 4-a** 赤線) は負荷強度の増加に伴い直線的に増加しており，$peakVO_2$/HR も 9.5 と基準値である 10±1 まで増加していることから，左室収縮予備能は保たれていると判断された．また**図 3**ほどではないが安静時からウォーミングアップにかけて周期的に変動している EOV も認められた．本症例は心拍応答不良や EOV から自律神経障害が疑われた．

フレイル症例に対する CPX

近年の急性期治療の進歩と人口動態の高齢化により，循環器疾患では高齢心不全患者が急増している．高齢心不全患者で問題となるのが，身体機能が低下したフレイル症例である．身体機能が低下したフレイル症例では AT の同定が困難な場合が多く，運動処方目的で CPX の結果を利用することは困難な場面が多い．実際に我々の検討では，AT 同定困難には LVEF などの心機能よりは握力や歩行速度などの身体機能が関連しており，握力は 20 kg 未満，歩行速度は 1.0 m/s 未満が AT 同定困難となるカットオフ値として計算された[6]．これらのカットオフ値はフレイルの基準と近似していることから，フレイルを有する症例に対して CPX を実施する際は AT 同定困難となる可能性が考えられ，目的を明確にして実施する必要がある．本来であれば，適切な運動療法により筋力などの身体機能を改善した後に CPX を実施することが望ましいと思われる．

【症例 3】74 歳，男性．基礎疾患は虚血性心筋症で，併存疾患に肺気腫があった．階段昇降など日常生活の動作時に呼吸困難感の増悪を認めたため，労作時呼吸困難感の原因精査と治療方針決定のため CPX を実施した．各種検査所見は Hb：10.4 g/dl，NT-proBNP：218.2 pg/ml，LVEF：59% であり，肺機能検査では 1 秒率が 44.3% と閉塞性換気障害を認めた．CPX の結果を**表 3**，**図 5**に示す．終了理由は呼吸困難感の増大で，

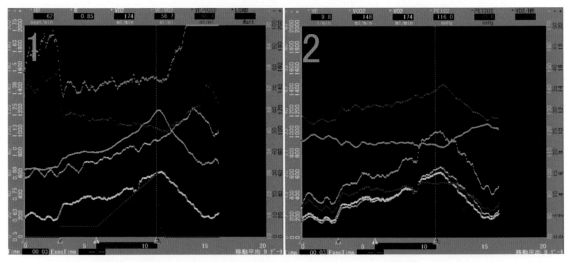

図 5. 症例 3：74 歳，男性の CPX の結果(Ramp：10 W，回転数：50 rpm)
運動負荷中に軌跡が変化するポイントがないため AT ポイントの同定が不可能だった．

表 4. 症状と AT/RC からみた運動・活動処方の考え方

	運動処方	生活活動処方
症状なし	制限なし （AT は目安）	制限なし
AT 前に症状あり	運動前に治療が優先	活動制限が必要
AT～RC に症状あり	AT 以下の強度で運動	AT 以下の活動
RC 以降に症状あり	制限なし （AT は目安）	制限なし
AT 同定困難	筋力トレーニングを強化	ADL（活動）を維持する
AT あり，RC なし	筋力トレーニングを優先	身体活動量を増やす

※症状：心筋虚血・不整脈・循環不全・息切れ

peakVO$_2$：11.0 ml/min/kg，VE/VCO$_2$-slope：48.1，と運動耐容能の低下と運動時の換気亢進や死腔換気率の増大（VD/VT：0.45）を認めたが，その他の換気指標には異常値は認めなかった．実際の画像では，ウォーミングアップ開始後より各指標が増加や減少し始めるが，運動負荷中に軌跡が変化するポイントがないため，AT ポイントの同定が不可能であった．また終了時のガス交換比は 1.10 未満であることから，運動制限因子は心肺機能よりは骨格筋機能の低下であると判断された．したがって治療としては現状の治療薬の継続とレジスタンストレーニングを中心とした運動療法を強化した結果，日常生活内での呼吸困難感は改善した．

運動処方，活動処方について

運動処方や日常生活活動処方で重要なことは，運動時のリスクを明確にすることである．運動時の心イベント（症状）としては心筋虚血，不整脈，循環不全，息切れが挙げられ，これらの症状が出現する運動強度によって運動処方や活動処方が異なる．**表 4** には運動強度の目安である AT と呼吸性代償（respiratory compensation；RC）ポイントとの関係を示す．日常生活レベルである AT 付近で症状が出る場合は活動の制限や病態の治療が優先されるが，AT 以降や RC 付近であれば AT の強度を厳守して運動療法を進めれば問題ない．特に運動終了付近で症状を認めるからといって不必

要な活動制限は避けるべきである.

おわりに

　本稿では虚血性心疾患, 心不全, フレイル症例に対する CPX の特徴と臨床応用についてまとめた. 前述のように CPX からは多くの情報を得ることができるため, 単に peakVO$_2$や AT ポイントのみではなく, 運動負荷中の各指標の変化や奇跡をみることで, 運動処方や日常生活活動処方に活かしていくことが重要である.

文　献

1) 牧田 茂, 安 隆則(班長):心血管疾患におけるリハビリテーションに関するガイドライン(2012 年改訂版). 日本循環器学会/日本心臓リハビリテーション学会合同ガイドライン, 2021. 〔https://www.j-circ.or.jp/cms/wp-content/uploads/2012/11/JCS2012_Nohara.pdf〕2020.01.06 更新版.
　Summary 心臓リハビリテーションの評価から介入方法まで詳細にまとめられたガイドライン. 初学者は必読.

2) Nesto RW, Kowalchuk GJ：The ischemic cascade：temporal sequence of hemodynamic, electrocardiographic and symptomatic expressions of ischemia. *Am J Cardiol*, **59**：23C-30C, 1987.
　Summary 心筋虚血の生理学をまとめた総説.

3) Arena R, et al：Cardiopulmonary exercise testing is a core assessment for patients with heart failure. *Heart Fail*, **17**：115-119, 2011.
　Summary 米国の CPX の第一人者の先生方による心不全に対する CPX データの解釈をまとめた総説.

4) Okumura T, et al：Association between cardiopulmonary exercise and dobutamine stress testing in ambulatory patients with idiopathic dilated cardiomyopathy：a comparison with peak VO$_2$ and VE/VCO$_2$ slope. *Int J Cardiol*, **162**：234-239, 2013.
　Summary 左室収縮能が低下した心不全患者では, 左室収縮予備能が peakVO$_2$ と強く関連することを示した論文.

5) Adachi H：Cardiopulmonary Exercise Test. *Int Heart J*, **58**：654-665, 2017.
　Summary 全般的な CPX 指標の解釈についてまとめた総説. CPX にかかわる方は必読.

6) Ueda S, et al：Impact of physical function on indeterminable anaerobic threshold in patients with heart failure. *FMJ*. 2020, in press.
　Summary CPX 中の AT 検出が困難な症例は身体機能が低いということをまとめた論文.

好評書籍

病院と在宅をつなぐ
脳神経内科の
摂食嚥下障害
—病態理解と専門職の視点—

編著 **野﨑 園子**

関西労災病院 神経内科・リハビリテーション科 部長

2018 年 10 月発行　B5 判　156 頁
定価 4,950 円（本体 4,500 円＋税）

「疾患ごとのわかりやすい病態解説＋13 の専門職の視点からの解説」
在宅医療における脳神経内科の患者の摂食嚥下障害への介入が丸わかり！さらに、Q&A
形式でより具体的な介入のコツとワザを解説しました。在宅医療に携わるすべての方に
お役立ていただける一冊です！

Contents

Ⅰ．まずおさえておきたい基礎知識
　1．疾患の摂食嚥下・栄養障害の特徴と対策
　　概論
　2．嚥下機能検査
Ⅱ．疾患概要と嚥下障害の特徴と対策
　1．筋萎縮性側索硬化症
　2．パーキンソン病
　3．進行性核上性麻痺
　4．多系統萎縮症・脊髄小脳変性症
　5．重症筋無力症
　6．ギラン・バレー症候群
　7．筋ジストロフィー
　8．慢性期脳卒中
　9．認知症
　10．呼吸と嚥下障害
　11．経管栄養—胃瘻を中心に—
　12．誤嚥防止術・嚥下機能改善術

Ⅲ．専門職からみた在宅支援のポイント
　　—視点と Q&A—
　1．神経内科医の視点と Q&A
　2．リハビリテーション医の視点と Q&A
　3．耳鼻咽喉科医の視点と Q&A
　4．在宅医の視点と Q&A
　5．歯科医師の視点と Q&A
　6．看護師の視点と Q&A
　7．歯科衛生士の視点と Q&A
　8．言語聴覚士の視点と Q&A
　9．理学療法士の視点と Q&A
　10．作業療法士の視点と Q&A
　11．管理栄養士の視点と Q&A
　12．薬剤師の視点と Q&A
　13．保健師の視点と Q&A

全日本病院出版会　〒113-0033 東京都文京区本郷 3-16-4　Tel：03-5689-5989
www.zenniti.com　Fax：03-5689-8030

Monthly Book

MEDICAL REHABILITATION

No. **236**
2019年5月
増刊号

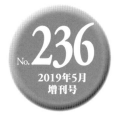

好評
増刊号

脳卒中
リハビリテーション医療
update

編集企画／**佐伯 覚**（産業医科大学教授）

182 頁　定価 5,500 円（本体 5,000 円＋税）

脳卒中のリハビリテーション医療の「今」がこの一冊で丸わかり！
update に最適な一冊です！

（株）全日本病院出版会

各誌目次がご覧いただけます！
www.zenniti.com

〒 113-0033　東京都文京区本郷 3-16-4　　電話（03）5689-5989　　FAX（03）5689-8030

第 23 回日本褥瘡学会学術集会

日　　時：2021 年 9 月 10 日（金）〜11 日（土）
会　　長：安部　正敏（医療法人社団廣仁会 札幌皮膚科クリニック）
開催形式：WEB 開催　※ライブ配信（一部のセッション）＋後日オンデマンド配信あり
テ ー マ：褥瘡を学ぶ新しいかたち 〜仮想空間のふれあいが未来をひらく〜
問い合わせ：第 23 回日本褥瘡学会学術集会　運営事務局

　　　　　　株式会社春恒社　コンベンション事業部

　　　　　　〒 169-0072　東京都新宿区大久保 2-4-12

　　　　　　新宿ラムダックスビル

　　　　　　TEL：03-3204-0401　FAX：03-5291-2176

　　　　　　E-mail：jspu23@c.shunkosha.com

詳細はホームページをご覧ください。
https://www.jspu23.jp/

第 42 回臨床歩行分析研究会定例会

会　　期：2021 年 9 月 12 日（日）
会　　場：オンライン開催
テ ー マ：臨床歩行分析の可能性
大 会 長：大塚 圭（藤田医科大学 保健衛生学部 リハビリテーション学科）
Ｕ Ｒ Ｌ：https://www.fujita-hu.ac.jp/〜42gait_analysis/42gait_analysis/
プログラム
　　大会長講演：「臨床歩行分析の可能性」
　　特別講演：名倉武雄 先生（慶應義塾大学）
　　　　　　　「歩行解析による運動器疾患の評価—変形性膝関節症を中心に」
　　ランチョンセミナー：中島一誠 先生（トヨタ自動車）
　　　　　　　「リハビリテーション支援ロボットの最新歩行分析技術」（仮題）
一般演題募集期間：2021 年 3 月 15 日〜5 月 31 日
事前参加登録期間：2021 年 4 月 1 日〜8 月 31 日
事務局：
　　藤田医科大学保健衛生学部リハビリテーション学科内
　　〒 470-1192　愛知県豊明市沓掛町田楽ヶ窪 1-98
　　谷川広樹
　　E-Mail　42gait_analysis@fujita-hu.ac.jp

第 46 回日本足の外科学会学術集会

会　期：2021 年 11 月 11 日（木）～11 月 12 日（金）

学会長：熊井　司（早稲田大学スポーツ科学学術院教授）

会　場：早稲田大学　早稲田キャンパス　大隈記念講堂
　　　　　〒169-8050 新宿区西早稲田 1-6-1
　　　　　リーガロイヤルホテル東京
　　　　　〒169-8613 東京都新宿区戸塚町 1-104-19

テーマ：足の学び舎―足を診る，考える，そして知る

同時開催：第 1 回足の運動機能を語る会　11 月 12 日（金）
　於：大隈記念講堂小講堂
　（近年の高まるニーズのもと，足の理学療法，機能療法など運動器についての基礎及び臨床研究の場として，理学療法士，アスレチックトレーナーなどの有資格者セラピストによる会員制研究会の発足を目指し，足の外科医との交流・情報共有を試みる会）

学会ホームページ：https://www.jssf2021.jp/
　　　　　　　　　（3 月下旬公開予定）

演題募集期間：5 月中旬～6 月 25 日（予定）

主催事務局：早稲田大学スポーツ科学学術院
　　　　　　　熊井研究室
　〒359-1192　所沢市三ケ島 2-579-15

運営事務局：(社)会議支援センター内
　〒104-0041 東京都中央区新富 1-8-6 SS ビル 3 階
　TEL：03-6222-9871　FAX：03-6222-9875
　E-mail：a-csc@a-csc.org

FAX による注文・住所変更届け

改定：2015 年 1 月

毎度ご購読いただきましてありがとうございます．

読者の皆様方に小社の本をより確実にお届けさせていただくために，FAX でのご注文・住所変更届けを受けつけております．この機会に是非ご利用ください．

◇ご利用方法

FAX 専用注文書・住所変更届けは，そのまま切り離して FAX 用紙としてご利用ください．また，注文の場合手続き終了後，ご購入商品と郵便振替用紙を同封してお送りいたします．**代金が 5,000 円をこえる場合，代金引換便とさせて頂きます．**その他，申し込み・変更届けの方法は電話，郵便はがきも同様です．

◇代金引換について

本の代金が 5,000 円をこえる場合，代金引換とさせて頂きます．配達員が商品をお届けした際に，現金またはクレジットカード・デビットカードにて代金を配達員にお支払い下さい（本の代金＋消費税＋送料）．（※年間定期購読と同時に 5,000 円をこえるご注文を頂いた場合は代金引換とはなりません．郵便振替用紙を同封して発送いたします．代金後払いという形になります．送料は定期購読を含むご注文の場合は頂きません）

◇年間定期購読のお申し込みについて

年間定期購読は，1 年分を前金で頂いておりますため，代金引換とはなりません．郵便振替用紙を本と同封または別送いたします．送料無料，また何月号からでもお申込み頂けます．

毎年末，次年度定期購読のご案内をお送りいたしますので，定期購読更新のお手間が非常に少なく済みます．

◇住所変更届けについて

年間購読をお申し込みされております方は，その期間中お届け先が変更します際，必ずご連絡下さいますようよろしくお願い致します．

◇取消，変更について

取消，変更につきましては，お早めに FAX，お電話でお知らせ下さい．

返品は，原則として受けつけておりませんが，返品の場合の郵送料はお客様負担とさせていただきます．その際は必ず小社へご連絡ください．

◇ご送本について

ご送本につきましては，ご注文がありましてから約 1 週間前後とみていただきたいと思います．お急ぎの方は，ご注文の際にその旨をご記入ください．至急送らせていただきます．2～3 日でお手元に届くように手配いたします．

◇個人情報の利用目的

お客様から収集させていただいた個人情報，ご注文情報は本サービスを提供する目的（本の発送，ご注文内容の確認，問い合わせに対しての回答等）以外には利用することはございません．

その他，ご不明な点は小社までご連絡ください．

株式会社 全日本病院出版会　〒113-0033 東京都文京区本郷 3-16-4-7 F　電話 03(5689)5989　FAX03(5689)8030　郵便振替口座 00160-9-58753

FAX 専用注文書

5,000 円以上代金引換

ご購入される書籍・雑誌名に○印と冊数をご記入ください

○	書　籍　名	定価	冊数
	明日の足診療シリーズ I 足の変性疾患・後天性変形の診かた　**新刊**	¥9,350	
	運動器臨床解剖学―チーム秋田の「メゾ解剖学」基本講座―	¥5,940	
	ストレスチェック時代の睡眠・生活リズム改善実践マニュアル	¥3,630	
	超実践！がん患者に必要な口腔ケア	¥4,290	
	足関節ねんざ症候群―足くびのねんざを正しく理解する書―	¥5,500	
	読めばわかる！臨床不眠治療―睡眠専門医が伝授する不眠の知識―	¥3,300	
	骨折治療基本手技アトラス―押さえておきたい 10 のプロジェクト―	¥16,500	
	足育学　外来でみるフットケア・フットヘルスウェア	¥7,700	
	四季を楽しむビジュアル嚥下食レシピ	¥3,960	
	病院と在宅をつなぐ 脳神経内科の摂食嚥下障害―病態理解と専門職の視点―	¥4,950	
	カラーアトラス　爪の診療実践ガイド	¥7,920	
	睡眠からみた認知症診療ハンドブック―早期診断と多角的治療アプローチ―	¥3,850	
	肘実践講座　よくわかる野球肘　肘の内側部障害―病態と対応―	¥9,350	
	医療・看護・介護で役立つ嚥下治療エッセンスノート	¥3,630	
	こどものスポーツ外来―親もナットク！このケア・この説明―	¥7,040	
	野球ヒジ診療ハンドブック―肘の診断から治療，検診まで―	¥3,960	
	見逃さない！骨・軟部腫瘍外科画像アトラス	¥6,600	
	パフォーマンス UP！　運動連鎖から考える投球障害	¥4,290	
	医療・看護・介護のための睡眠検定ハンドブック	¥3,300	
	肘実践講座　よくわかる野球肘　離断性骨軟骨炎	¥8,250	
	これでわかる！スポーツ損傷超音波診断 肩・肘＋α	¥5,060	
	達人が教える外傷骨折治療	¥8,800	
	ここが聞きたい！スポーツ診療 Q & A	¥6,050	
	見開きナットク！フットケア実践 Q & A	¥6,050	
	高次脳機能を鍛える	¥3,080	
	最新　義肢装具ハンドブック	¥7,700	
	訪問で行う 摂食・嚥下リハビリテーションのチームアプローチ	¥4,180	

バックナンバー申込 （※ 特集タイトルはバックナンバー 一覧をご参照ください）

❀メディカルリハビリテーション(No)

No_____　　No_____　　No_____　　No_____　　No_____

No_____　　No_____　　No_____　　No_____　　No_____

❀オルソペディクス(Vol/No)

Vol/No_____　Vol/No_____　Vol/No_____　Vol/No_____　Vol/No_____

年間定期購読申込

❀メディカルリハビリテーション　　　　　　No.　　　　　　から

❀オルソペディクス　　　　　Vol.　　　No.　　　から

TEL：　（　　　）	FAX：　（　　　）

ご住所　〒

フリガナ

お名前　　　　　　　　　　　　　　　　要捺印　　診療科目

FAX 03-5689-8030 全日本病院出版会行

年　　月　　日

住　所　変　更　届　け

お 名 前	フリガナ

お客様番号								毎回お送りしています封筒のお名前の右上に印字されております8ケタの番号をご記入下さい。

新お届け先	〒　　　　　　　都 道 　　　　　　　　府 県

新電話番号	（　　　　　）

変更日付	年　　　月　　　日より	月号より

旧お届け先	〒

※ 年間購読を注文されております雑誌・書籍名に✓を付けて下さい。

- ☐ Monthly Book Orthopaedics （月刊誌）
- ☐ Monthly Book Derma. （月刊誌）
- ☐ 整形外科最小侵襲手術ジャーナル （季刊誌）
- ☐ Monthly Book Medical Rehabilitation （月刊誌）
- ☐ Monthly Book ENTONI （月刊誌）
- ☐ PEPARS （月刊誌）
- ☐ Monthly Book OCULISTA （月刊誌）

FAX 03-5689-8030

全日本病院出版会行

Monthly Book Medical Rehabilitation
バックナンバー在庫

2021 年　年間購読のご案内

年間購読料　40,150 円（消費税込）

年間 13 冊発行

（通常号 11 冊・増大号 1 冊・増刊号 1 冊）

送料無料でお届けいたします！

各号の詳細は弊社ホームページでご覧いただけます.
☞www.zenniti.com/

※各号定価 2,750 円（本体 2,500 円＋税）（増刊・増大号を除く）

編集主幹：宮野佐年　医療法人財団健貢会総合東京病院
　　　　　　　　　　リハビリテーション科センター長
　　　　　水間正澄　医療法人社団輝生会理事長
　　　　　　　　　　昭和大学名誉教授

No.262　編集企画：
青柳陽一郎　日本医科大学大学院教授

Monthly Book Medical Rehabilitation　No.262

2021 年 6 月 15 日発行　（毎月 1 回 15 日発行）
定価は表紙に表示してあります.
Printed in Japan

発行者　末 定 広 光
発行所　株式会社　全日本病院出版会
〒 113-0033 東京都文京区本郷 3 丁目 16 番 4 号 7 階
電話 (03) 5689-5989　Fax (03) 5689-8030
郵便振替口座 00160-9-58753

印刷・製本　三報社印刷株式会社　　　　電話 (03)3637-0005
広告取扱店　㈱日本医学広告社　　　　　電話 (03)5226-2791